reinhardt

Uwe Schürmann

Vorlesen und Vortragen leicht gemacht

Mit 73 Hörbeispielen auf Audio-CD

Ernst Reinhardt Verlag München Basel

Uwe Schürmann, Lehrlogopäde, Sprecherzieher (DGSS), Moderator, Rezitator und Sänger, Lehrauftrag an der Westfälischen Wilhelms-Univ. Münster, ist Präsident der Dt. und der Internat. Vereinigung für Atemrhythmisch Angepasste Phonation nach Coblenzer / Muhar (IVAAP) und Betreiber des Sprechstudios in Münster. Vom Autor ist außerdem lieferbar: „Mit Sprechen bewegen!" und „Voice Coaching für Stimme und Ausdruck" (zusammen mit Harald Panknin).

Erstellung der Audio-CD im Auftrag des Autors: Oliver Berg

Bibliografische Information der Deutschen Nationalbibliothek

Die Deutsche Nationalbibliothek verzeichnet diese Publikation in der Deutschen Nationalbibliografie; detaillierte bibliografische Daten sind im Internet über <http://dnb.d-nb.de> abrufbar.
ISBN 978-3-497-02159-8

Printed in Germany
Reihenkonzeption Umschlag: Oliver Linke, Augsburg
Covermotiv: © Fotolia XIII – Fotolia.com
Satz: Arnold & Domnick, Leipzig
Druck und Bindung: AZ Druck und Datentechnik GmbH, Kempten
Ernst Reinhardt Verlag, Kemnatenstr. 46, D-80639 München
Net: www.reinhardt-verlag.de E-Mail: info@reinhardt-verlag.de

Inhalt

Vorwort

Ich freue mich sehr, in diesem Buch zwei wesentliche Aspekte meines Berufslebens zusammenbringen zu können, die mir beide gleichermaßen am Herzen liegen: die stimm- und sprechpädagogische Arbeit einerseits und die sprechkünstlerische andererseits. Genau diese beiden Bereiche haben mich von Anfang an gereizt, und so war es wahrscheinlich kein Zufall, dass ich neben der Logopädieausbildung in Münster bei Rudolf Rösener Sprecherziehung studieren durfte. Ihm habe ich wesentlich meine weitere berufliche Orientierung zu verdanken. Seine Vorliebe galt der Sprechkunst, und so habe ich bei ihm meine ersten, wesentlichen sprechkünstlerischen Erfahrungen machen können.

Als frisch ausgebildeter Logopäde und Sprecherzieher begegnete ich dann Horst Coblenzer, in dessen Arbeit mit der Atemrhythmisch Angepassten Phonation (AAP) der Umgang mit literarischen Texten immer eine wesentliche Rolle spielte – letztlich geht es bei der AAP ja auch nicht um das Sprechen und die Stimme an sich, sondern darum, sie für das alltägliche Sprechen und Singen, aber eben auch – und für Coblenzer vor allem – für Bühne und Sprechkunst nutzbar zu machen.

Diese Impulse haben mich dann einerseits zur Arbeit in logopädischen Praxen, als Dozent an Logopädenschulen, Lehrbeauftragter der Universität, zu vielfältiger Seminartätigkeit und zur Ausbildung von Sprechern und Stimmtrainern geführt und andererseits immer auch zur Unterrichtstätigkeit in Theatern – bis ins Tanztheater. Gesangserfahrung in vielen unterschiedlichen Chören kommt dazu. Und besonders liegt mir seit dem Studium der Sprecherziehung die eigene Rezitationstätigkeit am Herzen – vor allem im Rahmen des Ensembles „Tönende Texte".

Insofern knüpft dieses Buch unmittelbar an mein erstes Buch „Mit Sprechen bewegen – Stimme und Ausstrahlung verbessern mit atemrhythmisch angepasster Phonation" (2007) an. Ein besonderes Anliegen ist es mir dabei, die unmittelbare Verzahnung der (künstlerischen) Intention mit der Sprechtechnik zu verdeutlichen. Ein rein technischer Umgang mit den sprecherischen Mitteln würde immer seelenlos bleiben – und erfahrungsgemäß nur selten zu einer nachhaltigen und überzeugenden Gestaltung führen.

Eine wesentliche Rolle im Buch spielt die beiliegende CD mit den Hörbeispielen. Es sind zum Teil ganz „einfache" stimmliche und artikulatorische Variationen, die ganz alltäglich sind – und dennoch sind sie uns nicht immer bewusst. Sie sind auch nicht immer eindeutig genug schriftsprachlich zu beschreiben. Die Wirkung unseres Sprechens ändert sich aber aufgrund dieser Details oft drastisch. Insofern hoffe ich, dass Sie als Hörer diese CD dazu nutzen mögen, Ihre Achtsamkeit für sprecherische und stimmliche Nuancen zu schärfen, und sich anhand der zur Verdeutlichung genutzten Texte für Ihr eigenes Vorlesen und vielleicht auch Ihre sprechkünstlerischen Vorträge anregen lassen.

In diesem Zusammenhang möchte ich vor allem den Mitwirkenden bei der CD herzlich danken: Sabine Sieben und Ulrike Schlottbohm. Mit Ulrike verbindet mich insbesondere die langjährige Zusammenarbeit im Rezitationsensemble. Von ihrer Erfahrung habe ich gerade für die Aufführungspraxis sehr profitiert. Oliver Berg hat durch seine engagierte und umsichtige tontechnische Arbeit entscheidend zum Gelingen beigetragen. Sein Wissen ist auch in das Kapitel zur Mikrofontechnik eingeflossen. Auch ihm also ganz herzlichen Dank! Meinem Sohn Luca Paul danke ich für die Vorleseerfahrungen, die ich bei ihm gewinnen durfte (bis hin in seine Vorliebe für Hörbücher), und dafür, dass er mich wieder einmal lange Zeit konzentriert und wenig ansprechbar vor dem Manuskript erleben musste. Ich wünsche Ihnen also viel Freude und Nutzen beim Lesen des Buches und beim Hören der CD.

Münster im Juli 2010 — Uwe Schürmann

1 Einfach vorlesen!

Nichts einfacher als das: Wir nehmen uns ein gutes Buch zur Hand und lesen unseren Lieben etwas daraus vor. „Mama lese vor“, so soll ich als kleiner Junge unersättlich nach solchen Momenten des Hörgenusses verlangt haben. Und wieder und wieder habe ich dann immer dieselben Geschichten mit Vergnügen und Gewinn hören wollen. Und als Vater erging es mir mit meinem Sohn nicht anders. Mittlerweile hört er dann eher Hörbücher: „Die drei ???“, „Harry Potter“ und viele andere. Und auch diese dann immer wieder.

Was ist daran so reizvoll, Geschichten zu hören, und diese Geschichten dann gern noch ein zweites und ein drittes Mal? Was ist daran zuweilen sogar spannender, als dieselbe Geschichte im Film zu schauen?! Es könnte natürlich um den spannenden Inhalt gehen – den kennen wir aber nach dem ersten und spätestens nach dem zweiten Mal zur Genüge. Auch die sprachliche Gestaltung durch den Autor könnte zum wiederholten Male reizen. Das mögen wir uns schon eher vorstellen. Doch am wahrscheinlichsten ist doch, dass da etwas hinzukommt, was einfach Spaß macht, etwas, was uns unabhängig vom Inhalt direkt emotional anspricht.

„Das Verständlichste an der Sprache ist nicht das Wort selber, sondern der Ton, Stärke, Modulation, Tempo, mit denen eine Reihe von Wörtern gesprochen wird, kurz die Musik hinter den Worten, die Leidenschaft hinter dieser Musik, die Person hinter dieser Leidenschaft: also alles das, was nicht geschrieben werden kann.“ (Nietzsche 1988)

Wir sprechen hier vom sinnlichen Erleben, von Rhythmen, Klängen und Melodien. Die Assoziationen und Bilderwelten, die wir damit unmittelbar verknüpfen, erleben wir oft sogar intensiver beim bloßen Zuhören als beim Zuschauen. Wir behalten hier nämlich die Freiheit, unsere eigenen Filme im Kopf zu drehen. Wenn wir beim Hören von Geschichten so erfasst werden, dass wir geradezu an den Lippen der Lesenden hängen und in den Inhalt gänzlich eintauchen, dann erleben wir etwas, was wir beim Musizieren für selbstverständlich halten: Noten – schwarze Zeichen auf weißem Papier genau wie die Buchstaben – verwandeln sich plötzlich in hör- und spürbare Erlebnisse. Musiker erwecken abstrakte Zeichen zum Leben und geben ihnen Bedeutung. Und das tun wir als Vorlesende ebenfalls.

Sicher können wir beim alleinigen Lesen einer Partitur die Musik darin erkennen und schätzen, genauso wie beim stillen Lesen eines Textes die Sprache. Doch im Ursprung sind Musik und Sprache akustische Phänomene und wenn sie nicht erklingen, fehlt eben etwas.

„Stille für sich lesen ist ein trauriges Surrogat der Rede.“ (Goethe 1869, Bd. 2, 591)

Wie schaffen wir es nun, beim Vorlesen diese Lust am Zuhören zu wecken und zu erhalten? Was müssen wir grundsätzlich dafür tun und wie können wir dies zuverlässig auch in besonders herausfordernden Situationen reproduzieren? Und vergessen wir nicht eine ganz besondere Herausforderung: Wir sprechen nicht unsere eigenen, jetzt im Moment gedachten Inhalte, die uns unmittelbar selbst betreffen. Wir artikulieren sie auch nicht in unseren eigenen Worten. Diese Fremdheit führt so manches Mal dazu, dass beim Vorlesen der Funke nicht überspringen will, dass es uns mühevoll erscheint und wir uns damit nicht recht wohlfühlen. So kann es uns also schnell passieren, dass uns etwas ganz Alltägliches als kompliziert erscheint: einfach einmal vorzulesen.

1.1 Lustvoll und mit Genuss

Beim Vorlesen müssen wir wie bei jedem anderen Sprechen den Dreiklang von Authentizität, Ökonomie und Wirkung berücksichtigen. Dabei können wir mit einer brillanten Technik Bewunderung hervorrufen und mit einer sehr auf Wirkung bedachten Gestaltung beeindrucken. Unsere Zuhörer werden erfahrungsgemäß aber nur dann wirklichen Genuss verspüren, wenn sie „ehrliche" Töne, authentische und glaubwürdige Aussagen hören. Sie haben ein feines Gespür für Unstimmigkeiten – die Frage ist, ob sie es sich immer bewusst machen. Aber das ist vielleicht gar nicht notwendig, denn in solchen Fällen verlieren sie häufig einfach die Lust, werden unruhig und unaufmerksam. Wenn wir bedenken, dass es „aus dem Wald herausschallt", wie wir es hineinrufen, so müssen wir als Vorleser selbst Lust für den Text und das Vorlesen entwickeln und auch das Ergebnis genießen – eine allerdings doch wohl eher angenehme Verpflichtung. Es funktioniert allerdings nicht auf Dauer, nur so zu tun als ob. Unsere Zuhörer würden uns recht schnell entlarven.

Im Zusammenspiel von Körpersprache, Atmung, Stimme, Artikulation und Inhalt müssten wir auch viel zu viele einzelne Ausdrucksfacetten „im Griff" halten. Oder sind wir tatsächlich in der Lage, gleichzeitig auf Augenbrauen, Stirn, Mundwinkel, Kopfposition, Oberkörper, Schultern und Hände zu achten, auf einzelne Gesten, Tonhöhe, Melodien, Lautstärken, Klangfarben, Artikulation – und dabei noch locker, glaubwürdig und unverkrampft?! All das wirkt schnell äußerlich und aufgesetzt. Und dann nutzen auch Hinweise nicht, dass das Lächeln in der Stimme beim Telefonieren zu hören ist und auch beim Singen der Klang weicher und brillanter ist, wenn wir ihn nur freundlich produzieren (wir kennen sicher alle das maskenhaft erstarrte, stereotype, süßlich-giftige Lächeln mancher Sänger). Denn wir gefährden generell unsere Glaubwürdigkeit, wenn wir unser äußeres Verhalten längere Zeit von unserem inneren Denken und Fühlen abkoppeln. Und noch schlimmer: „Wer einmal lügt, dem glaubt man nicht" heißt es im Sprichwort. Und so ist es auch mit unserem Ausdrucksverhalten beim Vorlesen: Wenn wir Lust am Zuhören wecken wollen, ohne selbst diese Lust zu verspüren, so dringt diese ambivalente Intention letztlich aus jeder unserer Poren hervor. Wenn die Zuhörer dann erst einmal misstrauisch geworden sind, ist es meist zu spät.

Unser Ziel besteht folglich darin, den Text in Inhalt und Wortlaut zu verinnerlichen, ihn mit unseren Gedanken und unseren Empfindungen zu verknüpfen, ihn durch unseren Körper hörbar zu machen und uns mit unserer Interpretation den anwesenden Zuhörern zuzuwenden und sie in das Erleben einzubeziehen. So aktivieren wir mit Lust und Genuss ohne weitere Reibungsverluste unsere kognitiven, emotionalen und körperlichen Ressourcen, bringen stressfrei und selbstbewusst unsere Eigenheiten ins Spiel und schaffen auf diese Weise einzigartige, authentische und glaubwürdige Interpretationen.

1.2 „Natürlich“?!

„Natur und Kunst, sie scheinen sich zu fliehen
Und haben sich, eh man es denkt, gefunden;
Der Widerwille ist auch mir verschwunden,
Und beide scheinen gleich mich anzuziehen.

Es gilt wohl nur ein redliches Bemühen!
Und wenn wir erst in abgemeßnen Stunden
Mit Geist und Fleiß uns an die Kunst gebunden,
Mag frei Natur im Herzen wieder glühen.

So ist's mit aller Bildung auch beschaffen:
Vergebens werden ungebundne Geister
Nach der Vollendung reiner Höhe streben.

Wer Großes will, muß sich zusammenraffen;
In der Beschränkung zeigt sich erst der Meister,
Und das Gesetz nur kann uns Freiheit geben.“
(Goethe 1982, 245)

Eine der häufigsten Aufforderungen an Vorlesende lautet: „Und bitte ganz natürlich!“ Was sollen wir aber darunter verstehen? Welche Natur oder Natürlichkeit soll unser Sprechen denn kennzeichnen? Und woran können wir das „natürliche“ Sprechen erkennen? Oft verwechseln wir unsere gewohnte („normale“) Art zu sprechen mit *der* natürlichen.

Im eigentlichen Sinn beschreiben wir mit „natürlich“ ein physiologisch und sprechökonomisch unaufwändiges Tun, das den biologischen Gegebenheiten entspricht – und zwar unabhängig von den jeweiligen Landessprachen oder Dialekten. Wenn wir einen Text also „natürlich“ sprechen wollen, dürfen wir mit unserer gestalterischen Intention nicht in einen Gegensatz zu unserer eigenen Sprechphysiologie geraten.

„Wenn also Atem und Rhythmus dem gestaltenden Ich unterstellt werden, so sollen ihre gesetzmäßigen Abläufe nicht von der künstlerischen Intention durchkreuzt,

sondern begleitet und weitergeführt werden; etwa so, wie Wogenbewegung und Strömung von dem Ruderer genutzt werden, der sich geschickt anpasst." (Coblenzer 1970, 15)

Wir könnten auch sagen, wir stressen beim Vorlesen weder uns noch die Zuhörer, empfinden keine besondere Mühe bei der Betonung, der Lautstärke und dem Stimmklang, der Atmung oder der Artikulation. Und unsere Zuhörer haben auch keine Mühe, uns akustisch zu verstehen und können uns mühelos folgen. Scheint also die Qualität des Vorlesens einzig davon abzuhängen, ob wir diesen physiologischen Gesetzmäßigkeiten folgen? Für manche sprecherische Gestaltung brauchen wir aber doch auch einmal ein Schreien, Brüllen, Pressen, Hauchen, Röcheln, Knödeln, Nuscheln, Näseln, Knarren oder Quietschen. Für den Kehlkopf und die anderen Sprechorgane ist das oft kein reines Vergnügen. Und der fast flüsternde Charakter, den wir unserer Stimme geben, wenn wir etwas besonders spannend gestalten wollen, ist für die Stimmbänder eine rechte Tortur. Auch wollen wir zuweilen mit der Stimme und der Sprechweise provozieren, irritieren und gezielt Unwohlsein bewirken. All diese Phänomene sind nicht sehr ökonomisch, durchaus riskant und doch legitime und oft notwendige Gestaltungsmittel. So klingen Louis Armstrongs, Tom Waits', Nina Hagens, Otto Sanders oder Ben Beckers besonders raue Stimmen in medizinisch geschulten Ohren ungesund, erzielen aber ungeheure Begeisterung.

Sie merken schon: Ein richtig und falsch kann es hier gar nicht geben. Und „natürlich" sind unser Kehlkopf und unsere Resonanzräume in der Lage, solche extremen Ausdrucksmöglichkeiten zu erzeugen – also ist es auch völlig legitim, sie zu nutzen. Wir müssen nur immer wieder eine Abwägung treffen, inwieweit wir der Ökonomie folgen wollen (und damit nachhaltig unsere Leistungsfähigkeit erhalten können) und wie sehr wir mit einer im Prinzip und auf Dauer hoch belastenden Sprechweise Aufsehen erregen, interessant und einzigartig erscheinen wollen.

„Grenzsituationen darstellen, ohne ihnen zu unterliegen." (Coblenzer, Seminarmitschrift)

Je häufiger, je länger und je pausenloser wir allerdings vorlesen, umso wichtiger wird diese Orientierung an den natürlichen Gegebenheiten. Und umso mehr benötigen wir dann bei besonders belastenden und anstrengenden Akzentsetzungen ein gutes technisches Training bis hinein in die stimmlichen und artikulatorischen Feinheiten. Und bitte nicht vergessen: Auch Leistungssportler brauchen gute Technik, intensives Training und ausreichende Momente der Regeneration.

1.2.1 *Wir sprechen doch normal?!*

Wenn wir Vorlesende danach fragen, wie sie ihre Sprechweise selbst wahrnehmen, lautet eine der häufigsten Antworten: „normal". Was können wir aber darunter verstehen? Welche Normalität ist da gemeint und welche Norm? Oft scheint dieses

„normal“ eine eigene Qualität zu besitzen, gleichbedeutend mit „gut“ oder „in Ordnung“. Und diese „gute“ Qualität steht dann für „glaubwürdig“, „authentisch“, „vertraut“, „bewährt“. In diesem „normalen“ Sprechen stecken nun tatsächlich viele Qualitäten, die wir beim Vorlesen auf keinen Fall ungenutzt lassen sollten. Allerdings ist dieses Empfinden von Normalität auch kein verlässlicher Maßstab für eine gute sprechtechnische Umsetzung (vor allem nicht auf professionellem Niveau) und auch keine Garantie für die gewünschte Wirkung bei den Zuhörern. Wir sollten uns also klar darüber werden, *was* wir beim Vorlesen als normal empfinden und worin diese Normalität besteht: Was *genau* tun wir denn? Womit erzielen wir denn im Einzelnen Erfolge? Und welche unserer Eigenheiten sollten wir vielleicht doch in Frage stellen?

Wie wirken wir glaubwürdig?

Wenn wir so vorlesen, wie wir meistens in den verschiedenen Situationen des Lebens sprechen, dann werden unsere Zuhörer sicher den Eindruck gewinnen, dass wir zu diesem Text eine große Nähe verspüren. Wir fühlen uns nicht distanziert und zeigen auch keine Distanz durch z. B. unmotivierte Betonungen, unangemessenes Tempo, zahlreiche Versprecher, „Runterleiern“, Ironisieren oder Ähnliches. Wir haben uns Inhalt und Form zu Eigen gemacht, sie verinnerlicht. Im Ergebnis steht eine stimmige Intention beim Vorlesen, sodass die körpersprachlichen und stimmlich-sprecherischen Details gut miteinander harmonieren. Und wenn unsere Zuhörer deshalb das Gefühl haben, dass wir hinter den Worten des Textes stehen, so werden sie uns wahrscheinlich Glaubwürdigkeit attestieren. Horst Coblenzer fasst es in diesen Worten zusammen: „Hinter dem stehen, was man sagt, verlangt leib-seelische Präsenz.“ (Seminarmitschrift)

Schnell Information vermitteln

Aber bekanntlich hat alles so seine zwei Seiten. Nicht jede Art und Weise des Vorlesens, die unserem alltäglichen Sprechen gleicht, befindet sich mit unseren jeweiligen leib-seelischen Zuständen im Einklang, kommt Inhalt und Form des Textes entgegen oder unterstützt unsere Zuhörer beim sinnerfassenden Zuhören. Wenn wir z. B. durch den Text hetzen, bringen wir uns selbst in Stress oder verursachen eine Glaubwürdigkeitslücke. Denn wir mögen zwar zu den Schnellsprechern (und womöglich auch Schnelldenkern) gehören und somit den Text auch bei hohem Tempo bereits verinnerlicht haben, doch überfordern wir unsere Zuhörer meist damit. Und dann stellt sich die Frage, wie glaubwürdig wir unseren Zuhörern einen Hörgenuss verschaffen möchten oder ihnen das Aufnehmen und vor allem das Mitvollziehen des Inhalts ermöglichen wollen.

„[...] dies rasche Lesen, d. h. Durchjagen des Gedankens durch oder über eine Übermenge von Einzelheiten, Begriffen, Vorstellungen, Gedankenverbindungen hin (um von Empfindungen nicht zu reden), dies jagende Lesen macht ein reines Auffassen sozusagen mechanisch unmöglich, denn die Anschauungen und Empfindungen, die doch allein die wirkliche Beteiligung des Geistes und der Seele bedingen und darstellen, können nicht folgen, weil sie ein Verweilen brauchen, sie ziehen sich

erlahmend zurück, verkriechen sich in eine Art Schlummerzustand; wer so liest, ist einer, der mit dem Schnellzug z.B. durch einen schönen Wald fährt und dabei eigentlich weder vom Wald einen Begriff bekommt, noch auch die Bäume wirklich sieht, es verschwimmt ihm alles, das Ganze wie das Einzelne in wesenlose Schatten." (Hildebrand, zit. n. Schweinsberg 1946, 274f)

Selbst-bewusst oder mit der Schere im Kopf?!

„Nicht zutreffendes streichen
Was deine Stimme so flach macht
so dünn und so blechern
das ist die Angst
etwas Falsches zu sagen

oder immer dasselbe
oder das zu sagen was alle sagen
oder etwas Unwichtiges
oder Wehrloses
oder etwas das mißverstanden werden könnte
oder den falschen Leuten gefiele
oder etwas Dummes
oder etwas schon Dagewesenes
etwas Altes

Hast du es denn nicht satt
aus lauter Angst
aus lauter Angst vor der Angst
etwas Falsches zu sagen
immer das Falsche zu sagen?"
(Enzensberger 1986, 137)

Beim Vorlesen wie bei allen anderen erlernten Fertigkeiten benötigen wir ein gewisses Maß an Eigenkontrolle. Und das ist auch gut so. Nur auf diese Weise sind wir in der Lage, immer wieder zu prüfen, ob das, was wir tun, auch wirklich unserer Intention entspricht. Wir spüren also die Spannung und die Bewegungen unseres Körpers, registrieren unsere Atmung, hören den Klang und spüren die Vibrationen unserer Stimme, und wir erleben, wie unsere Artikulationsorgane Laute, Silbenketten und Worte bilden. Dieses Spüren kann uns ein Gefühl der Sicherheit vermitteln: Wir verlieren uns nicht im Tun, wir behalten unseren Standpunkt, wir empfinden unsere Lebendigkeit. Allerdings: Es kann uns das vermitteln, muss es aber nicht. Ein Beispiel: Wenn wir uns beim Balancieren auf die Füße schauen, verlieren wir das Gleichgewicht. Das liegt daran, dass wir unsere Intention ändern, wenn wir unsere Aufmerksamkeit zu stark auf uns selbst lenken. Wir wollen dann nicht mehr in erster Linie das Ziel erreichen, sondern achten auf uns und den Status quo. Und beim

Vorlesen geht es dann nicht mehr darum, diesen Text für unsere Zuhörer zu sprechen, sondern darum, in Anwesenheit der Zuhörer uns selbst beim Sprechen des Textes wahrzunehmen – eine ausgesprochen selbstbezogene Tätigkeit, die oft leider auch genau so wirkt.

Zu allem Überfluss ist das Ergebnis dieser Eigenwahrnehmung auch nicht unbedingt zutreffend, geschweige denn hilfreich. Denn wenn wir mit unserer Intention ein selbstbezogenes Agieren bewirken, nehmen wir uns genau in diesem Selbstbezug wahr – unsere extravertierte Seite bringen wir in diesem Moment ja nicht zum Ausdruck, wir können sie durch Selbstbeobachtung also auch nicht zutreffend erkennen. Außerdem geben wir unseren Sinneseindrücken ganz unterschiedliche Bedeutungen, je nachdem, in welcher Stimmung wir uns befinden.

„Es ist nicht notwendig, sich dauernd am Negativen aufzuhalten, obwohl es natürlich von Vorteil ist, wenn wir es kennen und verstehen. Aber dann müssen wir es loslassen und zum Positiven umwandeln." (Diamond 1991, 14)

Und wir wissen doch alle, dass das einfacher gesagt ist als getan! Oft neigen wir dazu, voller Befürchtungen und mit Skepsis die Signale unseres Körpers und der Zuhörer aufzunehmen, sie defizitorientiert zu interpretieren und uns dadurch zu schwächen. Damit und auch mit der besonderen Sorge um ein korrektes, stilsicheres Vorlesen beschwören wir ein bekanntes Sabotageprogramm herauf: die Schere im Kopf, mit der wir uns selbst so behindern, wie es kaum ein anderer vermöchte. Wir hadern dann womöglich mit unserem Aussehen und den Gesten, erleben uns kurzatmig, mit heiserer Stimme, undeutlicher Aussprache, wir lispeln, verhaspeln uns, und die Zuhörer wirken anscheinend abweisend und unaufmerksam. Aber ist es wirklich so? Wir könnten fast immer jede unserer Sprechhandlungen mit ein wenig „Geschick" auf diese Weise negativ deuten. Dabei filtern wir dann unsere Sinneseindrücke derart, dass wir sie mit dieser negativen Grundhaltung wahrnehmen, sie also „für wahr nehmen". Genau genommen geben wir ihnen aber diese Bedeutung, könnten also eigentlich von „Wahrgebung" (Schmidt 2004, 179) sprechen. Auf diese Weise tragen wir zu einem störenden Stress bei, dem sog. *Disstress.* Im Extremfall hindert uns diese Form des Stresses daran, alle unsere Fertigkeiten voll ins Spiel zu bringen.

Diesen Disstress sollten wir aber von einer Form der Nervosität unterscheiden, die oft sogar sehr belebend und hilfreich wirken kann. Es handelt sich dabei um eine besondere Form des Stresses, den *Eustress.* Die Vorsilbe „Eu" kennzeichnet dabei den wohligen Stress – einen willkommenen Zustand also, in dem wir besonders reaktionsschnell und leistungsfähig sind. Viele professionelle Sprecher sind davon überzeugt, ohne solches Lampenfieber gar nicht „alles geben" zu können.

Unsere große Kunst besteht nun darin, dass wir für uns und für alles um uns herum sehr achtsam sind und dann „einfach" geschehen lassen. Wir verschließen uns diesen Eindrücken nicht, indem wir uns sozusagen mit Tunnelblick *konzentrieren,* sondern wir *sammeln* uns: Wir bleiben wirklich umfassend präsent und verdichten unsere Achtsamkeit auf das, was wir gerade tun wollen. Dabei können wir diese beiden Arten zu fokussieren körperlich gut unterscheiden. Bei der Konzentration schauen wir angestrengt mit leicht vorgestrecktem Kopf nach vorn, die Schultern ebenfalls vorgeneigt, und unser Brustbein sinkt ein, der Rücken wird rund. Bei der Sammlung bleiben wir aufrecht, mit dem Kopf können wir leicht ringsum schauen, und wir fühlen uns zentriert. Wir erleben unseren Körper dabei nicht mit distanzierter Selbstbeobachtung, sondern mit wohlwollender Aufmerksamkeit: Wir schließen mit ihm – mit uns! – Freundschaft. Wir achten also nicht auf das, was uns z. B. an unserem „Instrument" missfällt, sondern wir freuen uns über unsere Vitalität, unsere Einzigartigkeit, über unseren besonderen Körperausdruck. Wir erleben unsere Atmung so, wie sie meistens (und vor allem im Schlaf oder beim Sport) funktioniert: unauffällig, selbstverständlich, leise, leicht und unwillkürlich.

Diese Funktion steht uns auch beim Vorlesen zur Verfügung, wenn wir angepasst an unseren Atemrhythmus sprechen. Unsere Stimme hat Tausende von legitimen und interessanten Facetten – genießen wir beim Vorlesen doch die vielen kleinen Momente, in denen wir im wahrsten Sinne des Wortes stimmig klingen und unsere eigenen Vibrationen in Kopf und Bauch spüren. Und mit Sicherheit werden wir dann präzise artikulieren, wenn uns eine Sache wirklich sehr wichtig ist und wir das, was wir sprechen – und zwar bis aufs i-Tüpfelchen –, ernst nehmen und zu Gehör bringen wollen. Lassen wir uns also jeden Laut auf der Zunge zergehen und spüren seine Impulse und Vibrationen im Körper.

1.2.2 Wie sprechen wir denn spontan?

Wir hören jemanden vorlesen und gewinnen den Eindruck: „Das klingt doch abgelesen" – mit solch einer Einschätzung drücken wir meist Missfallen aus. Zu einem ganz anderen Ergebnis kommen wir, wenn der Vorlesende authentisch wirkt und eben genau so spricht, wie er das spontan auch tut. Woran aber erkennen wir nun dieses „spontane" Sprechen? Im sog. *Sprechdenkprozess* verfügen wir zu Beginn des Sprechens lediglich über grobe Vorstellungen dessen, was wir aussagen wollen. Die konkrete Ausgestaltung dieser inneren Sprache in einzelne Formulierungen und die konkrete Umsetzung in Körpersprache, Atmung, Stimme und Artikulation nehmen wir erst im Sprechverlauf vor und passen sie auch währenddessen immer neu den Zuhörenden und überhaupt den sich vielleicht verändernden Bedingungen der gesamten Situation an. Heinrich von Kleist hat in seinem berühmten Aufsatz „Über die allmähliche Verfertigung der Gedanken beim Reden" diesen Vorgang treffend beschrieben:

„Wenn du etwas wissen willst und es durch Meditation nicht finden kannst, so rate ich dir, […] mit dem nächsten Bekannten […] darüber zu sprechen. Es braucht nicht eben ein scharfdenkender Kopf zu sein, auch meine ich es nicht so, als ob du ihn darum befragen solltest: nein! Vielmehr sollst du es ihm selber allererst erzählen. Ich sehe dich zwar große Augen machen, und mir antworten, man habe dir in frühern Jahren den Rat gegeben, von nichts zu sprechen, als nur von Dingen, die du bereits verstehst […] aber […] l'appétit vient en mangeant, und dieser Erfahrungssatz bleibt wahr, wenn man ihn parodiert, und sagt, l'idée vient en parlant.

Oft sitze ich an meinem Geschäftstisch über den Akten, und erforsche, in einer verwickelten Streitsache, den Gesichtspunkt, aus welchem sie wohl zu beurteilen sein möchte [...] wenn ich mit meiner Schwester davon rede, [...] so erfahre ich, was ich durch ein vielleicht stundenlanges Brüten nicht herausgebracht haben würde. Nicht, als ob sie es mir, im eigentlichen Sinne, sagte; [...] Auch nicht, als ob sie mich durch geschickte Fragen auf den Punkt hinführte, auf welchen es ankommt, [...] Aber weil ich doch irgendeine dunkle Vorstellung habe, die mit dem, was ich suche, von fern her in einiger Verbindung steht, so prägt, wenn ich nur dreist damit den Anfang mache, das Gemüt, während die Rede fortschreitet, in der Notwendigkeit, dem Anfang nun auch ein Ende zu finden, jene verworrene Vorstellung zur völligen Deutlichkeit aus [...] Es liegt ein sonderbarer Quell der Begeisterung für denjenigen, der spricht, in einem menschlichen Antlitz, das ihm gegenübersteht; und ein Blick, der uns einen halb ausgedrückten Gedanken schon als begriffen ankündigt, schenkt uns oft den Ausdruck für die ganz andere Hälfte desselben.

Ich glaube, daß mancher großer Redner, in dem Augenblick, da er den Mund aufmachte, noch nicht wußte, was er sagen würde. Aber die Überzeugung, daß er die ihm nötige Gedankenfülle schon aus den Umständen, und der daraus resultierenden Erregung seines Gemüts schöpfen würde, machte ihn dreist genug, den Anfang, auf gutes Glück hin, zu setzen [...] – Ein solches Reden ist wahrhaft lautes Denken [...] Die Sprache ist alsdann keine Fessel, etwa wie ein Hemmschuh an dem Rade des Geistes, sondern wie ein zweites, mit ihm parallel fortlaufendes, Rad an seiner Achse [...]" (Kleist 1964, 53–58)

Wir erkennen spontanes Sprechen also gewissermaßen am unfertigen Zustand. Die entsprechenden Suchprozesse führen dabei zu Verzögerungen und Unterbrechungen, die den sich Schritt für Schritt voranentwickelnden Sprechdenkprozess abbilden. Immer dann, wenn Denken und Sprechen nicht komplett synchron verlaufen, benötigen wir Momente, in denen wir diese Gleichzeitigkeit wiederherstellen können. Das bekannte und oft gefürchtete Verzögerungspartikel „ähm" kennzeichnet solches Innehalten und steht insbesondere für argumentative Weichenstellungen. Wenn es nur selten auftritt, also weniger als fünfmal pro Minute, stört es übrigens oft nicht (Pabst-Weinschenk 2004, 64 f). Auch andere Interjektionen und kurze Zäsuren stellen ein Indiz dafür dar, dass wir den Text spontan entwickeln. Zwar dürfen wir in einem idealtypischen Sprechdenkprozess einen fließenden Sprechverlauf erwarten, in der Realität jedoch werden wir immer solche Unterbrechungen erleben – und das ist auch gut so.

Für unser authentisch wirkendes Vorlesen, das sich an unserem spontanen Sprechen orientiert, müssen wir diesen Sprechdenkprozess nachvollziehen. Allerdings wäre es nun gefährlich, bewusst und gezielt Unterbrechungen einzubauen, denn dieses planvolle Vorgehen würde wahrscheinlich auch geplant und damit gekünstelt wirken – und somit wiederum nicht spontan. Wesentlich ist, dass wir beim Vorlesen die durch den Text angeregten Bilder und anderen sinnlichen Vorstellungen in uns selbst entstehen lassen, mitempfinden und die gedanklichen Prozesse aktuell selbst mitvollziehen.

„Alles Gescheite ist schon gedacht worden; man muß nur versuchen, es noch einmal zu denken." (Goethe 1982, Bd. 12, 415)

Dadurch werden die oben genannten Indizien des Sprechdenkprozesses wie von selbst entstehen. Uns bleibt dann „nur" noch die Aufgabe, sie entsprechend wertzuschätzen und willkommen zu heißen. Die auf diese Weise entstehenden Gliederungen und Zäsuren helfen uns übrigens bei der Optimierung unserer Sprechatmung (s. Kap. 3.1.2 „Was uns der Atem verrät").

Wir dürfen also davon ausgehen, dass die im Sprechdenkprozess entstehenden Unterbrechungen und Pausen nicht nur durch die sprachliche Struktur, sondern auch von unserer Befindlichkeit, unserer aktuellen Intention, der Atmosphäre und den Reaktionen der Zuhörer hervorgerufen werden. In diesem Fall orientieren sie sich *nicht* an der grammatikalischen Gliederung und somit auch nicht an den Satzzeichen. Diese folgen schriftsprachlichen Regeln, die nicht immer der Sinngliederung dienen, und stellen also keine verbindlichen Sprechhinweise dar. Damit unser Vorlesen lebendig wirken kann, sollten wir unsere Pausen demnach an den genannten situativen Aspekten und an den Sinneinheiten orientieren – und diese reichen durchaus über Satzgrenzen hinaus oder enden zuweilen bereits nach einzelnen Worten.

Häufig können wir gelesene Texte und frei Gesprochenes zudem noch daran unterscheiden, welche und wie viele Worte wir durch Lautstärkeakzente, Tonhöhenvariation oder Pausensetzung hervorheben. In der Regel erwarten wir beim spontanen Sprechen pro Sinneinheit einen sog. *Hauptakzent*. Damit erreichen wir, dass die Zuhörer mit ihrer Aufmerksamkeit auf das für uns Wesentliche gelenkt werden. Würden wir mehrere Wörter betonen, könnten wir womöglich „vor lauter Bäumen den Wald nicht mehr sehen". Beim Vorlesen erliegen wir dieser Gefahr allerdings schnell. Denn während wir beim spontanen Sprechen in unserem Sprechdenkprozess auf ein Ziel zusteuern und automatisch durch Betonungen entsprechende Hinweise geben, können wir beim (prima vista) Vorlesen erst Schritt für Schritt ermitteln, worauf der Text eigentlich hinausläuft. Somit sind wir oft versucht, mehr als nötig zu betonen, um uns z. B. alle Möglichkeiten offenzuhalten, oder auch schlicht aufgrund einer Fehleinschätzung. Dies führt dann leider zu einem leiernden, skandierenden Sprechstil, der für Zuhörer recht unattraktiv ist und den wir vor allem bei Gedichten mit festem Rhythmus- und Reimschema oft beklagen können. Wir sollten also besser nur eine Hauptbetonung pro Sinneinheit anstreben und den Rest nicht sonderlich betonen.

1.3 Bezaubernd

„Worte waren ursprünglich Zauber, mit einem Wort kann man einen Menschen selig machen oder zur Verzweiflung treiben." (Freud zit. n. Teirich/Trojan 1961)

Wenn wir von Zauber und Verzauberung sprechen, meinen wir Veränderungen, die wir nicht rational erklären können, sondern bei denen unsere Emotionen maßgeblich ins Spiel kommen. Möchten wir also mit unserem Vorlesen dazu beitragen, dass unsere Zuhörer emotional besonders angesprochen sind, wir sie „von Herz zu Herz" erreichen, darf es uns nicht nur um die verstandesmäßige (kognitive) Aufbereitung gehen. Wir wollen sie mit unserem Vorlesen innerlich bewegen, wollen etwas bewirken.

Im kirchlichen Kontext wird oft der Begriff „Wirkwort" genutzt. Es gewinnt im Gegensatz zu den vielen Worten, die wir tagein tagaus sprechen und die letztendlich an uns vorbeiströmen, eine besondere Kraft und Bedeutung – und zwar dadurch, dass es in uns etwas in Schwingung bringt. Hier geht es dann nicht mehr nur um Information, sondern um eine „Performation" (Stürber 2002).

Beim Vorlesen können wir den Wortlaut nun nicht mehr beeinflussen – entweder berühren die Worte als solche unsere Zuhörer oder eben nicht. Wir können allerdings durch die Art und Weise, wie wir sie sprechen, die Chance deutlich erhöhen – wenn wir entsprechend achtsam mit dem Text umgehen und mögliche Wirkworte erkennen.

„Wünschelruthe.
Schläft ein Lied in allen Dingen,
Die da träumen fort und fort,
Und die Welt hebt an zu singen,
Triffst du nur das Zauberwort."
(Eichendorff in Chamisso/Schwab 1838, 287)

1.3.1 Mit allen Sinnen

Wir lieben ergreifende Erzählungen, Berichte, die uns unter die Haut gehen, wir schätzen anschauliche Darstellungen, werden von Geschichten angerührt, verspüren bei manchen Schilderungen einen bitteren Beigeschmack, empfinden knisternde Spannung, atemlose Stille und lassen uns von bewegenden Worten zu Tränen rühren. Diese Redensarten weisen uns darauf hin, dass wir mit allen unseren Sinnen angesprochen werden, wenn wir etwas Gehörtes besonders intensiv erleben. Um diese Intensität beim Sprechen und insbesondere beim Vorlesen für unsere Zuhörer zu erreichen, müssen wir es schaffen, nicht „über etwas" zu reden, sondern selbst und möglichst unmittelbar in derselben Art und Weise „beteiligt" zu sein, so wie wir es unseren Zuhörern wünschen.

Wir stellen uns die Personen und alle Beteiligten, den Raum, die Atmosphäre, die Geschehnisse so plastisch vor, dass wir alles fast wie in der Realität mitempfinden – wir schauen, lauschen, tasten, spüren, schmecken und riechen, und wir entwickeln dazu eigene Gefühle und Gedanken. Sofern es uns gelingt, inhaltlich selbst derart einzutauchen, brauchen wir uns keine Gedanken darüber zu machen, ob wir spannend genug erzählen und wie wir das mit besonderer Melodie und Betonung und in welchem Stimmklang und Tempo sprecherisch ausdrücken müssen. In einem solchen Moment dürfen wir darauf vertrauen, dass wir mit dieser Vorstellungskraft eine „stimmige" Intention erzeugen, die unseren körpersprachlichen, stimmlichen und artikulatorischen Ausdruck ganz authentisch und nahezu unwillkürlich steuert. Das schließt natürlich nicht aus, dass wir – zumindest für den professionellen Gebrauch – noch an sprechtechnischen Details arbeiten müssen, um die gestalterischen Feinheiten wirklich auszuschöpfen. Vielleicht müssen wir sogar unsere Intention noch einmal auf den Prüfstand stellen – wenn unsere Vorstellungskraft für bestimmte Inhalte nicht ausreicht oder wenn wir bei der Interpretation des Textes zu voreilig waren.

„Denn jedes Wort ist magisch: es will das Fließende festhalten." (Schellenbaum 1992, 90)

Wesentlich bleibt auch in differenzierteren inhaltlichen und formalen Auseinandersetzungen mit dem Text, dass wir diese sinnlich geprägte Annäherung stets beibehalten. Genau genommen müssen wir diesem „magischen" Charakter der Sprache entgegenwirken: Wir bleiben im (imaginierten) Erleben, und der Fluss des Geschehens strömt weiter. Eine solche Interpretation zieht die Zuhörer erfahrungsgemäß in ihren Bann.

1.3.2 Mit persönlicher Note

Wenn wir uns beim Vorlesen an die großen Klassiker „herantrauen", werden wir mitunter mit Expertenratschlägen konfrontiert wie „So spricht man Goethe" oder „Das ist der typische Brecht-Ton", und beim Lektorendienst in der Kirche erleben wir oft den typisch sakralen Ton (auch „Kirchenton" oder „tonus rectus") – eine gehobene, gleichförmige und auf diese Weise nahezu unpersönliche Sprechweise.

„Zur richtigen Lektüre gehört, daß derjenige, welcher vorliest, ruhig lese, ohne Wärme und Begeisterung, ohne das eigene Gefühl hineinzutragen, einzig bedacht auf richtige, deutliche Aussprache und Betonung. Ein Lektor, der mit Wärme und Gefühl, mit lebhafter Betonung und vielen Handbewegungen den Inhalt des Buches oder der Schrift zum Ausdruck brächte, würde uns abstoßen: wir verlangen von ihm nüchterne Objektivität, nicht pathetische Darstellung, ausgeprägte Verstandesbetonung, aber keine Empfindungsbetonung." (Kiefer 1923 zit. n. Schweinsberg 1946, 273)

Glücklicherweise gehören solche Anweisungen der Vergangenheit an – und trotzdem hören wir im kirchlichen Zusammenhang leider noch viel zu häufig eine solche Sprechweise. Und nicht nur dort: Ansprachen zu Feierstunden und Ehrungen verführen oft genug auch zu dieser „abgehobenen" Sprechweise. Auf jeden Fall kann leicht der Eindruck entstehen, wir dürften nur mit dieser bestimmten Sprechweise den Text seriös vortragen – und die ist ja wahrscheinlich nicht die unsere. Selbst wenn solche Hinweise auch historisch korrekt und stilistisch angemessen sein sollten und wir den Texten und ihren Autoren auch durchaus mit Respekt begegnen wollen – in erster Linie dürfen wir uns in unserer Begeisterung für das Sprechen dieser Literatur nicht bremsen lassen. Denn wir können uns gar nicht in einer „objektiven" Weise äußern: Wir sind ja einzigartig! Wir können mit keinen anderen als unseren eigenen körperlichen Stilmitteln sprechen oder singen. Wir können auch nur nach unserer Auffassungs- und Erlebnisfähigkeit interpretieren und gestalten. Unsere typische oder augenblickliche Stimmung wie auch unsere Konstitution und unseren Gesundheitszustand können wir nicht verleugnen.

Wir sind prinzipiell also nur in einer sehr „subjektiven" Weise in der Lage zu sprechen oder zu singen. In jedem lauten Lesen oder Sprechen nach einer Vorlage spiegelt sich zwingend und unvermeidbar unsere Einzigartigkeit wider – auch wenn wir uns um historische Einordnung und ästhetische Gestaltung bemühen. Und gerade das, was uns als Person ausmacht, führt zu einer ganz besonderen Sprechfassung, die einige Zuhörer sicher nicht schätzen werden, die anderen aber wiederum einen besonderen Zugang bietet.

Nun können wir trotz dieses Plädoyers für die persönliche Note nicht ausschließen, in unglücklichen Momenten durch unsere Art des Vortrags manche Texte unattraktiv erscheinen zu lassen oder die ursprüngliche Aussageabsicht zu verfälschen. Eine besondere Zuspitzung erleben wir in diesem Zusammenhang bei sog. „Selbstdarstellern", die einen Text ohne jegliche Rücksicht auf die Entstehungsgeschichte, die Intention des Autors, Korrektheit oder Vollständigkeit lediglich für eigene, textfremde Zwecke benutzen. Das geht dann so weit, Versprecher oder Textveränderungen vorzunehmen, um Wirkungen zu erzielen, die mit dem Text selbst nichts zu tun haben. Diese Art von persönlicher Note ist hier auf keinen Fall gemeint.

2 Jedes Mal anders?

„Man kann nicht zweimal in denselben Fluss steigen." (Heraklit, Fragment 91)

Die Bedingungen, unter denen wir in verschiedenen Situationen vorlesen, sind immer anders. Selbst wenn wir z. B. denselben Text mit derselben Interpretation zu denselben Zuhörern am selben Ort zu einem späteren Zeitpunkt noch einmal sprechen – wir und unsere Zuhörer achten bei dieser Wiederholung entweder auf andere Dinge als beim vorherigen Mal oder aber auf dieselben Dinge differenzierter, oder wir oder sie werden unaufmerksam. Somit können wir grundsätzlich zwar ähnliche Sprechfassungen, aber keine identischen Reproduktionen erwarten (in Kap. 2.5.3 „Perfekt reproduzieren" beschäftigen wir uns mit den wenigen Ausnahmen von dieser Regel). Es geht in diesem Kapitel also um die unterschiedlichen Bedingungen von Vorlesesituationen. Generell können wir dafür die neun W-Fragen aus dem Situationsmodell des Gespräches von Hellmut Geissner (1986, 38; s. Abb. 2.1) gut verwenden – sowohl zur Planung eines Vorlesens wie auch zu dessen Beurteilung.

Eine Konsequenz aus dieser Grundannahme ist die, dass es für die jeweiligen Sprechfassungen von Texten kein unverrückbares, allgemeingültiges Ideal geben kann: Die einzig wahre, als Vorbild für alle geeignete Fassung gibt es nicht. Denn wenn jede Situation anders ist, erleben wir den (zwar immer gleichen) Text durch verschiedene Sprecher bei unterschiedlichen Zuhörern aus unterschiedlichen Gründen und zu immer anderen Zwecken an völlig verschiedenen Orten und zu den unterschiedlichsten Zeiten jeweils in völlig einzigartiger Weise. Und das ist nicht nur notgedrungen so.

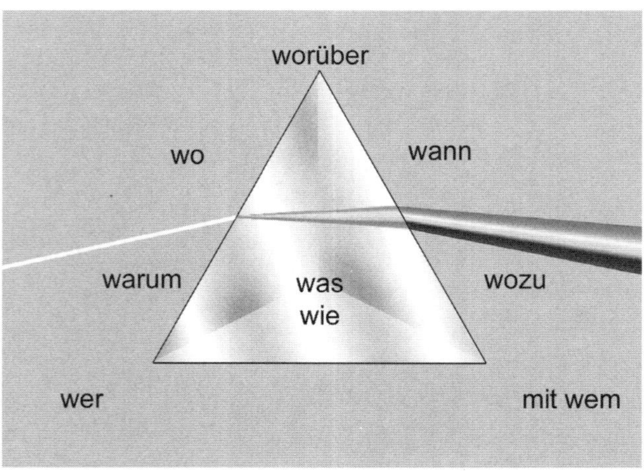

Abb. 2.1: *Situationsmodell*

Das Zusammenspiel dieser einzelnen Facetten einer Situation lässt aus demselben Text immer neue, „richtige“ Fassungen entstehen. Es kommt dabei darauf an, für *alle* neun W-Fragen zufriedenstellende Antworten zu finden, damit wir selbstbewusst und überzeugt zu unserer Sprechfassung stehen können.

2.1 Warum lesen wir überhaupt?

Die Frage mag uns merkwürdig erscheinen, doch über die Antwort sollten wir uns unbedingt klar werden. Sie öffnet uns nämlich den Blick dafür, ob wir – und diese Zuspitzung sei einmal erlaubt – aus innerem Drang oder unter äußerem Zwang in die Lesesituation geraten sind.

„Wes das Herz voll ist, des geht der Mund über.“ (Lukas 6, 45; Matthäus 12, 34b)

Das wäre es doch: In gelassener Präsenz, mit Selbstvertrauen und unbändiger Vorleselust sprechen wir „von Herz zu Herz“. Mit einer solchen stressfreien und selbstbewussten Hinwendung an den Text und die Leser bereiten wir uns den bestmöglichen Rahmen für unsere gesunde und angemessene Stimm- und Sprechfunktion. Und unsere Begeisterung werden die Zuhörer aus allen unseren Äußerungen heraushören, sie sehen und spüren. In diesem Fall brauchen wir uns kaum um unsere Technik und unsere Wirkung zu sorgen. Somit halten wir fest: Die einfachste und zugleich beste Antwort auf die Frage, *warum* wir denn vorlesen, lautet schlicht und einfach: weil wir Lust dazu haben und es einfach gern tun.

Horst Coblenzer brachte es mit einer gegensätzlichen Formulierung auf den Punkt: „Wenn du dich zum Sprechen nicht aufraffen kannst, dann musst du eben den Mund halten.“ (Seminarmitschrift) Und dieses Aufraffen ist dann auch schon im wortwörtlichen Sinne gemeint: In Kapitel 3.1.1 („Unser Körper spricht“) geht es unter anderem darum, dass wir uns für ein erfolgreiches Vorlesen aufrichten und ausbalancieren und wie wir das am besten erreichen. Diese doppelte Bedeutung des Wortes „aufraffen“ verdeutlicht, dass wir ein gehöriges Maß an innerer Triebkraft benötigen, um in technischer Hinsicht unsere stimmlich-sprecherischen Qualitäten voll ins Spiel bringen zu können. Fühlen wir uns dagegen genötigt, sehen wir uns in Zugzwang oder greifen wir aus noch anderen Gründen nur widerstrebend zum Text, dann werden all unsere Ausdrucksmittel diese Ambivalenz authentisch zum Ausdruck bringen. Wir sprechen dann zwar, tun aber gleichzeitig einiges dafür, dass wir nicht so gut funktionieren und ankommen: Wir sprechen z. B. zu schnell und zu undeutlich, die Stimme klingt leise, zurückhaltend und wenig klangvoll; wir kommen mit dem Atem nicht zurecht und senden körpersprachlich uneindeutige Signale, indem wir uns z. B. zurückziehen, leicht abwenden, den Text wie ein Bollwerk zwischen uns und die Zuhörer halten oder unsere Zuhörer nicht wirklich anschauen. Im schlimmsten Fall, wenn wir häufig in diesem Zustand vorlesen, schaden wir uns sogar langfristig, und wir könnten Atem- und Stimmprobleme bekommen.

„Der Panther
(Im Jardin des Plantes, Paris)
Sein Blick ist vom Vorübergehn der Stäbe
so müd geworden, daß er nichts mehr hält.
Ihm ist, als ob es tausend Stäbe gäbe
und hinter tausend Stäben keine Welt.

Der weiche Gang geschmeidig starker Schritte,
der sich im allerkleinsten Kreise dreht,
ist wie ein Tanz von Kraft um eine Mitte,
in der betäubt ein großer Wille steht.

Nur manchmal schiebt der Vorhang der Pupille
sich lautlos auf –. Dann geht ein Bild hinein,
geht durch der Glieder angespannte Stille –
und hört im Herzen auf zu sein."
(Rilke 1987, 505)

Hörbeispiel 1: „Der Panther"

Natürlich gibt es Situationen, in denen unser Wille einmal nicht so groß und vielleicht sogar auch betäubt ist oder in denen uns die Lust am Vorlesen schlicht vergeht. Wenn wir dann trotzdem um das Vorlesen nicht herumkommen, müssen wir uns zuerst die Gretchenfrage stellen: Wollen wir wirklich eine positive Einstellung zum Vorlesen einnehmen? Sind wir bereit, über unseren Schatten der momentanen Unlust zu springen? Wollen wir alles Störende für den Moment beiseitelassen? Nur wenn wir diese Fragen aus vollem Herzen bejahen können und wir wirklich unseren „Tanz von Kraft um eine Mitte" tanzen wollen, lohnt der weitere Aufwand – ansonsten sollten wir im Coblenzer'schen Sinne lieber den Mund halten. Es reicht übrigens nicht, diese Frage nur einmal zu Beginn zu stellen und zu bejahen – diese „Ja, ich will"-Haltung geht uns während des Vortrags schnell wieder verloren, und wir müssen uns dann immer wieder neu dafür entscheiden. Um uns nun in diesem Willen zum Vorlesen bewusst zu stärken, können wir im Grunde auf eine ganz alltägliche Fähigkeit zurückgreifen.

„Weihnachten zuhause
Ihr Kinderlein kommet, o kommet doch all,
zur Krippe herkommet in Bethlehems Stall /Pst! /
Und seht, was in dieser hochheiligen Nacht /Ruhe!
Könnt ihr nicht mitsingen /
Der Vater im Himmel /Na wirds bald /für Freude uns macht.

O seht in der Krippe / leg die Puppe jetzt endlich weg / im nächtlichen Stall / Hände auf den Tisch /
seht hier / Kopf hoch / bei des Lichtleins hellglänzendem,
zieh nicht son Gesicht / Strahl /
In reinlichen Windeln / du wäschst dir aber gleich mal die Hände /
das himmlische Kind / Schmutzfink /
viel schöner / abscheulich / und holder / und die Fingernägel /
als Englein / pfui Teufel / es sind.

Da liegt es / lümmel dich nicht so rum / ihr Kinder auf Heu /
das gute Sofa / und auf Stroh / war teuer genug /
Maria / ich muß das schließlich wieder sauber machen / und Josef /
du könntest deinen Kindern auch mal was sagen / betrachten es froh / immer hab ich den Ärger /
Die redlichen / ich geb mir doch bei Gott genug Mühe / Hirten /
racker mich ab / knien betend / auf den Knien / davor / für euch /
hoch oben / aber ihr / schwebt jubelnd / rotzfrech / der Engelein /
Flegel / Chor."
(Hüfer in Wandrey 1988, 40)

Hörbeispiel 2: „Weihnachten zuhause" – schneller Wechsel der Sprechhaltungen

Kennen wir nicht solche oder ähnliche Situationen? Von einer Sekunde auf die andere wechseln wir die Rollen und schalten um. Dies mag uns mal mehr und mal weniger gelingen, und sicher sind wir auch mitunter von Gedanken und Emotionen so sehr beherrscht, dass wir uns auf das aktuelle Tun nicht wirklich einlassen mögen. Doch je bedeutungsvoller uns der Moment erscheint, umso entschiedener werden wir uns ihm voll und ganz widmen.

> Zum Beispiel führen wir ein Telefonat mit einem Handwerksbetrieb wegen einer Reklamation mit Wut im Bauch, ärgerlichem Ausdruck und „so 'nem Hals", um unmittelbar danach mit wärmstem Gefühl dem eigenen Kind, wenn es sich wehgetan hat, Trost zuzusprechen – unser Ärger ist in Sekundenschnelle verflogen! Und wenn wir danach das Telefonat fortsetzen müssen, gelingt dieses Umschalten auch in umgekehrter Richtung vortrefflich …

In beiden Interaktionen sind wir übrigens mit Sicherheit authentisch und glaubwürdig. Je mehr wir also in der Vorlesesituation im „Hier und Jetzt" vollkommen präsent sind und situationsfremde Einflüsse ausblenden, umso besser werden wir unsere Ressourcen aktivieren. In diesem Sinn gewinnt das Vorlesen für uns dann geradezu einen meditativen Charakter. Wichtig ist, dass wir vollkommen – im Denken, Fühlen *und* Handeln – diesen Zustand erreichen wollen, in dem wir mit

Lust und Freude vorlesen können. In Kapitel 4.1.1 („Die innere Verbindung“) sind einige nützliche Hinweise aufgelistet, wie wir schnell und bewusst dahinkommen können.

2.2 Und wozu das Ganze?

Mit der Frage nach dem „Warum“ haben wir eher rückwärtsgewandt auf die Entstehungsbedingungen und unseren inneren Antrieb geblickt. Für ein erfolgreiches Vorlesen müssen wir nun zusätzlich unser Ziel ins Visier nehmen. Was bezwecken wir? Möchten wir uns unseren Zuhörern zuwenden? Wozu möchten wir sie bewegen? Oder sprechen wir zu uns selbst? Welchen Sinn macht das? Und welche Konsequenzen erwachsen daraus, wenn wir unser jeweiliges Ziel erreichen?

„In vielen Nächten konnte ich nur wenige Stunden schlafen; ich lag wach, und wenn ich das Licht anmachte und ein Buch zur Hand nahm, fielen mir die Augen zu, und wenn ich das Buch weglegte und das Licht ausschaltete, war ich wieder wach. So las ich laut. Dabei fielen mir die Augen nicht zu [...] Bei der Odyssee fiel es mir anfangs nicht leicht, beim lauten Vorlesen so konzentriert aufzunehmen wie beim leisen Lesen für mich. Das gab sich. Als Nachteil des Vorlesens blieb, daß es länger dauerte. Aber dafür haftete das Vorgelesene auch besser im Gedächtnis.“ (Schlink 1997, 175)

Dieses laute Lesen erinnert uns vielleicht an unser Lesenlernen. Beim Lesen der ersten Wörter haben wir laut gesprochen – und beim Schreiben ebenso. Manche Erwachsene können wir immer noch dabei beobachten, wie sie beim leisen Lesen oder beim Schreiben Sprechbewegungen vollführen. In solchen Fällen macht es dann schon genügend Sinn, sich selbst vorzulesen – allerdings sind wir dabei sicher nicht besonders gefordert, eine bestimmte, hörbare Lesequalität zu erreichen. Etwas anders sieht es dann aus, wenn wir uns auf eine Lesung vorbereiten. Das Erfassen des Inhaltes und der formalen Struktur (Gliederung, Satzbau, Wortwahl, Rhythmus, Klang) des Textes, die stimmliche Vorbereitung und ggf. die Verbesserung der artikulatorischen Geläufigkeit und vielleicht auch das Auswendiglernen könnten dann unsere Ziele sein. Dabei richten wir unsere gesamte Aufmerksamkeit auf uns selbst. Da wir letztendlich aber in den seltensten Fällen uns selbst *vor*lesen wollen, müssen wir recht schnell den (vielleicht imaginierten) Blick auf die Zuhörer richten. Denn es macht einen gewaltigen Unterschied, ob wir zu uns selbst oder zu anderen sprechen.

> Probieren wir es doch einmal aus: Wir lesen einen Text zuerst laut für uns, ohne an fiktive Zuhörer zu denken. Dann lesen wir ihn noch einmal und stellen uns konkret einen oder mehrere Zuhörer vor, wie sie vor uns sitzen oder stehen oder sich am anderen Ende einer Telefonleitung befinden oder uns durch ein Mikrofon vernehmen. Mit Sicherheit werden wir einen Unterschied in unserem Verhalten bemerken.

„[...] auch freut es jedermann, wenn der lesende Redner nach jedem vierten Satz misstrauisch hochblickt, ob auch noch alle da sind." (Tucholsky 2003, 464ff)

Auch wenn wir nicht gerade misstrauisch hochblicken wollen: Kontakt zu unseren Zuhörern müssen wir aufnehmen und halten – und das kann manchmal ganz schön aufregend sein. Auf jeden Fall benötigen wir für unser Vorlesetraining tatsächliche oder zumindest imaginierte Zuhörer, damit wir uns für den Ernstfall angemessen vorbereiten können. Und dann geht es natürlich nicht nur darum, die Zuhörer überhaupt zu erreichen, sondern wir verfolgen durchaus unterschiedliche Ziele.

2.2.1 Informationen vermitteln

Wollen wir z. B. hauptsächlich Informationen vermitteln, müssen wir ein deutliches Gespür dafür entwickeln, was die wichtigen Inhaltswörter sind, wie sie logisch verknüpft sind und in welcher Weise wir sie sinnerschließend betonen. Unwichtigere Nebenaspekte artikulieren wir dagegen zwar gut verständlich (um keine Irritationen zu erzeugen), werden sie aber recht zügig und ohne besondere Betonungen flüssig sprechen, sodass die Hauptakzente genügend hervorstechen können. Diese Gestaltung hat automatisch Auswirkungen auf das Sprechtempo. Sowohl die Silbengeschwindigkeit als auch die Mitteilungsgeschwindigkeit (s. Kap. 3.1.5 „Wer es eilig hat, der gehe langsam") müssen wir so weit reduzieren, dass unsere Zuhörer – zumal bei komplizierteren Inhalten – bequem folgen können. Insofern hängt unsere Zielorientierung eng mit den Fragen zusammen, was und wem wir vorlesen.

2.2.2 Genuss bereiten

Eine der wunderschönsten Rückmeldungen, die wir nach öffentlichen Rezitationen und natürlich auch nach dem Vorlesen im privaten Rahmen erhalten können, lautet: „Das war ja ein Genuss!" Wenn wir ein solches Kompliment erhalten, haben wir ja offenbar die Erwartungen der betreffenden Zuhörer voll erfüllt – auf eine spürbare, emotional berührende Art und Weise. Wie gelingt uns das? Können wir das gezielt und wiederholt erreichen? Was meinen die Zuhörer damit eigentlich genau? Und meinen sie alle das Gleiche? Wir wissen ja vorher meistens nicht, was die Vorlieben der Einzelnen sind und was zu ihrem Genießen beitragen mag – ein jeder von uns kreiert seine eigene, unverwechselbare Wirklichkeit, und wir stimmen deshalb zwangsläufig und bestenfalls nur mit den Vorstellungen eines Teils der Zuhörer überein. Und falls sich jemand das Gleiche vorstellen sollte, ist damit noch lange nicht gesagt, dass er es genießt – und wenn ja, ob er das auf dieselbe Weise tut wie wir.

Wir dürfen allerdings davon ausgehen, dass wir den Genuss unserer Zuhörer fördern, wenn wir selbst mit dem Text genießerisch umgehen. Mit unserem Genussverhalten und unserer Begeisterung beim Vorlesen wirken wir entsprechend auf unsere Zuhörer und erhöhen deutlich die Wahrscheinlichkeit, dass sie unser Handeln und Empfinden unwillkürlich und rein intuitiv mitvollziehen. Natürlich ist das ein zwar bedeutsamer, aber doch nur ein erster Schritt. Denn wir haben es ja nicht mit Automaten zu tun, bei denen wir nur bestimmte Knöpfe drücken müssten – letztlich empfindet jeder Zuhörer aus guten Gründen anders. Und weil das so ist, müssen wir die Vorlesesituation so gestalten, dass sich jeder Zuhörer auch weitgehend frei fühlen darf, seine eigenen Bilder und Geschehnisse anhand des Gehörten zu schaffen.

> Stellen wir uns einmal Folgendes vor: Wir sitzen in einer geselligen Runde, und jeder von uns ist aufgefordert, das Stichwort „Regenbogen" zu beschreiben, die dabei aktuell entstehenden Gedanken und Empfindungen zu nennen und eine Geschichte dazu zu erfinden. Wir werden höchstwahrscheinlich Dinge hören wie: „Wenn bei Regen die Sonne scheint" oder „Der besteht aus den Farben…" oder das Lied „Over the rainbow" aus dem Musical „Der Zauberer von Oz" oder „Der sieht aus wie ein großes Tor" oder oder oder. Wir werden immer wieder überrascht sein, dass die Teilnehmer der Runde manchmal Ähnliches, meist aber deutlich Unterschiedliches zum Ausdruck bringen – und das trotz des selben Begriffes.

Für uns bedeutet das nun eine Balance: Wir müssen animierend genussvoll lesen, *und gleichzeitig* dürfen wir nicht bevormundend gestalten. Das gelingt uns recht gut mit einem achtsamen Herantasten an den Text, bei dem wir alle Sinneskanäle aktivieren. Es geht darum, immer wieder neugierig in den Text hineinzuführen, nicht aber, bereits wissend scheinbar feststehende Wahrheiten zu verkünden. Wir versetzen uns selbst derart in den Inhalt des Textes hinein, dass wir durch die entstehenden Assoziationen in einen Zustand des Erlebens kommen. Dann sprechen wir

- und verspüren dabei vielleicht einen Schauer
- mit fließenden, stoßenden, stockenden, ausschwingenden, einladenden oder abweisenden Bewegungsimpulsen
- indem wir ein inneres Bild mit allen Details (z.B. allen Farbnuancen) genau in uns aufnehmen
- und lauschen andächtig auf alle Geräusche, Töne, Klänge, Worte
- indem wir jeden Laut langsam auskosten und ihn auf der Zunge zergehen lassen
- und haben eine deutliche Vorstellung von den Gerüchen

Wir könnten nun daran zweifeln, dass unsere Vorstellungskraft eine so wichtige Rolle spielt – denn genauso wenig, wie wir wissen können, welche Assoziationen unsere Zuhörer zu unserem Text entwickeln werden, genauso tappen unsere Zuhörer im Dunkeln, was wir uns beim Vorlesen eigentlich genau vorstellen. Es reicht aber auch vollkommen aus, wenn sie durch unsere innere Beteiligung spüren, *dass* wir den Text gerade erleben und sie an der Art, wie wir das zum Ausdruck bringen, Anregungen (und nicht mehr!) für ihre eigenen Vorstellungen erhalten. So können sie sich eingeladen und ermuntert fühlen, ihre eigene Fantasie spielen zu lassen – und wir tun gut daran, ihnen diesen Raum zur Verfügung zu stellen und zu belassen.

2.2.3 Provozieren

Wollen wir mit unserem Vorlesen provozieren, geht unser Bestreben dahin, zu irritieren und Widerstand zu wecken. Das können wir einerseits durch die Wahl der Texte erreichen, die den Zuhörenden und deren Erwartungen gerade nicht entsprechen. Wir können andererseits auch mit Texten „anecken", die für das Publikum und die Situation angemessen sind: Wenn wir nämlich in einer Weise sprechen, die der Textsorte entgegensteht – zumindest orientiert an den allgemeinen Hörgewohnheiten. Wenn wir eine solche gezielte Provokation anstreben, so müssen wir uns genauso gut auf die Situation vorbereiten wie beim erfolgreichen Vermitteln von Informationen oder wenn wir mit unserem Lesen Hörgenuss bereiten wollen. Allerdings werden wir mit höherer Wahrscheinlichkeit eine – dann vielleicht ungewollte – Irritation auslösen, wenn wir zu sorglos an das Vorlesen herangehen und die Situation vorher nicht genau analysieren und unseren Beitrag nicht entsprechend anpassen. Es könnte natürlich auch einfach nur der Eindruck entstehen, dass wir nicht gut vorbereitet sind (was in diesem Fall ja auch stimmen würde).

Wir können uns durchaus gewissenhaft vorbereitet haben, wollen auch gar nicht provozieren und müssen dann feststellen, dass wir auf eine vollkommen unbeabsichtigte Art und Weise für ein eklatantes Missverständnis verantwortlich sind, das sogar die eigene Karriere zerstört. Dann geht es uns wie dem damaligen Bundestagspräsidenten Philipp Jenninger im Jahre 1988. Er hielt im Bundestag eine Rede zum 9. November 1938, der sog. Reichspogromnacht. Er hatte sich *inhaltlich* bestens vorbereitet und der professionellen Hilfe seiner Redenschreiber und weiterer Experten bedient. Dennoch war das Ergebnis seiner Rede, dass 50 Abgeordnete zornig den Saal verließen und er am nächsten Tag von seinem Amt zurücktreten musste. Wie war das möglich? Zum einen hatte er in seine Rede Passagen eingebaut, die so verstanden wurden, als ob er ohne Vorbehalt die Erfolge Hitlers in bewunderndem Ton dargestellt hätte. Zum anderen griff er zum Mittel der rhetorischen Frage, die offenbar leider als tatsächliche Frage aufgefasst wurde – und somit Ungeheuerliches denken ließ. Insbesondere trugen die folgenden beiden Stellen zum Eklat bei:

„Die Jahre von 1933 bis 1938 sind selbst aus der distanzierten Rückschau und in Kenntnis des Folgenden noch heute ein Faszinosum insofern, als es in der Geschichte kaum eine Parallele zu dem politischen Triumphzug Hitlers während jener ersten Jahre gibt."

„Was die Juden anging, hatten sie sich nicht in der Vergangenheit doch eine Rolle angemaßt, die ihnen nicht zukam? Mußten sie nicht endlich einmal Einschränkungen in Kauf nehmen? Hatten sie es nicht vielleicht sogar verdient, in ihre Schranken gewiesen zu werden?" (Jenninger 1988 in Linn 1991, 28ff)

Es gelang Jenninger dabei nicht, den richtigen Ton zu treffen. Er erweckte den Eindruck, als identifiziere er sich mit den antisemitischen Aussagen, die er nur zitierte, um die Denkweise der damaligen Deutschen deutlich zu machen – und von denen er sich distanzieren wollte. Bei dieser ungewollten Provokation kamen mindestens drei Unglücksfaktoren zusammen:

- sein sprecherisches Unvermögen, diese feinsinnige Unterscheidung durch eine entsprechende Betonung genügend deutlich zu machen,
- überhaupt die Wahl einer so leicht missverständlichen Darstellung und
- die offensichtlich mangelnde Fantasie, dass die Äußerungen eines Bundestagspräsidenten zu diesem Anlass äußerst kritisch und zum Teil sicher auch mit böswilligem Argwohn zur Kenntnis genommen würden.

Marion Gräfin Dönhoff, die damalige Herausgeberin der Wochenzeitung „Die Zeit" beschrieb Jenninger

„als Redner gänzlich unbeteiligt und ohne jede Wärme. Er vermittelte keinerlei Empfindung. Da nützt es denn auch nichts, daß die Rede im Nachlesen weniger Emotionen auslöst. Es bleibt die Frage: Wie kann ein Politiker, der doch weiß, wie heikel dieses Thema ist, so bar jeden menschlichen Gefühls reden?" (Gräfin Dönhoff 1988)

Besonders pikant an diesem Beispiel ist darüber hinaus, dass Jahre später der damalige Präsident des Zentralrats der Juden, Ignatz Bubis, dieselbe Rede in genau demselben Wortlaut vortrug. Er hatte seinen Zuhörern vorher nicht gesagt, dass es sich um Jenningers Rede handelte – und erntete großen Beifall.

2.2.4 Zur Beschäftigung mit Literatur anregen

Wäre es nicht wunderbar, wenn wir es unseren Zuhörern schmackhaft machen könnten, selbst einmal zu literarischen Texten zu greifen, sie mit Gewinn zu lesen – und vielleicht sogar wieder anderen vorzulesen? Wie können wir also vorgehen, wenn sie bisher eine hohe Hürde verspürt haben, dies zu tun? Wir brauchen in diesem Fall sicher keine im literaturwissenschaftlichen Sinn besonders korrekte Interpretation zu bieten, und im stimm- und sprechtechnischen Sinne ist eine brillante Leistung auch nicht notwendig und vielleicht sogar kontraproduktiv. Unsere Hörer müssen die Sprechfassung einfach gern hören und den Eindruck gewinnen, dass sie selbst das auch gut schaffen können und es ihnen und den Zuhörenden Freude bereiten wird. Zugegeben: Das kann in der Umsetzung dann schon sehr dilettantisch wirken – doch eine solche be- und vor allem abwertende Betrachtung verbietet sich hier. Es geht eben nicht um bestimmte ästhetische Kriterien, sondern schlicht um die Akzeptanz durch ein Publikum, das generell mit solchen Texten und mit womöglich sehr „abgehobener" deklamatorischer Sprechweise Schwierigkeiten hat. Die Zuhörer wollen „abgeholt" werden – und dass wir sie in ihrem So-Sein ernst nehmen. Und mit Sicherheit werden wir sie an solche Literatur nicht heranführen, wenn wir mit besserwisserischem, erzieherischem Anspruch und erhobenem Zeigefinger auftreten – ganz im Sinne einer „Zwangsbeglückung".

Unser Ziel können wir nun durch eine Textauswahl verfolgen, die in Inhalt und Form dem Sprachgebrauch dieser Zuhörergruppe ähnelt. So finden wir mittlerweile eine Fülle von prosaischen und poetischen Texten, die Aspekte des täglichen Lebens zum Gegenstand haben und in Wortwahl und Satzbau der Umgangssprache, einzelnen Dialekten oder Gruppensprachen (Sprachmuster bestimmter Altersgruppen, gesellschaftlicher Gruppen, Berufsgruppen etc.) entsprechen. In diesem Zusammenhang ist sicher die relativ neue Form des Poetry-Slam interessant. Dichter tragen ihre Werke selbst vor und stellen sich damit einem Laienpublikum, das eine Jury bildet. Der amerikanische Literaturveranstalter Bob Holman erläutert in einem Interview die Bewertung folgendermaßen: „Eine null für ein Gedicht, das nie hätte geschrieben werden dürfen, eine zehn für ein Gedicht, das einen kollektiven Orgasmus im Publikum auslöst.“ (Holman 2000) Der amerikanische Performance-Poet Marc Kelly Smith aus Chicago hielt traditionelle Lesungen mit Tisch und Wasserglas für überholt und langweilig und begann 1984 mit dieser Art der Präsentation von zeitgenössischer Literatur. Und der Erfolg gibt ihm wohl recht …

Wir können insbesondere bei klassischen Texten darauf achten, dass wir unsere alltäglich gewohnte Sprechmelodie, Betonung und Artikulation einsetzen – also nicht eine manierierte Sprechweise, die befremdet und Distanz schafft. Auf diese Weise können wir dazu beitragen, dass die Zuhörer auf gewohnte Art ungewohnte Texte hören und zumindest durch die Art des Sprechens nicht noch weiter irritiert und vom Gemeinten abgelenkt sind. Sicherlich geht das nicht bei allen diesen Texten gleichermaßen gut. So ist das folgende Beispiel, Goethes „Römische Elegien“, vielen Zuhörern wahrscheinlich eher unzugänglich, auch wenn die beschriebene Situation sich in vielen Liebesliedern und -geschichten wiederfindet.

Hörbeispiel 3: „Römische Elegie III“ – lockerer Umgang mit klassischer Form

„III.
Laß dich, Geliebte, nicht reun, daß du mir so schnell dich ergeben!
Glaub' es, ich denke nicht frech, denke nicht niedrig von dir.
Vielfach wirken die Pfeile des Amor: einige ritzen,
Und vom schleichenden Gift kranket auf Jahre das Herz.
Aber mächtig befiedert, mit frisch geschliffener Schärfe
Dringen die andern ins Mark, zünden behende das Blut.
In der heroischen Zeit, da Götter und Göttinnen liebten,
Folgte Begierde dem Blick, folgte Genuß der Begier.
Glaubst du, es habe sich lange die Göttin der Liebe besonnen,
Als im Idäischen Hain einst ihr Anchises gefiel?
Hätte Luna gesäumt, den schönen Schläfer zu küssen,
O, so hätt' ihn geschwind, neidend, Aurora geweckt.
Hero erblickte Leandern am lauten Fest, und behende
Stürzte der Liebende sich heiß in die nächtliche Flut.
Rhea Silvia wandelt, die fürstliche Jungfrau, der Tiber

Wasser zu schöpfen, hinab, und sie ergreifet der Gott,
So erzeugte die Söhne sich Mars! – Die Zwillinge tränket
Eine Wölfin, und Rom nennt sich die Fürstin der Welt.“
(Goethe 1982, 158f)

In Kapitel 2.3.6 „Inhalt *und* Form“ werden wir uns noch mit den sprecherischen Besonderheiten dieser Strophenform, des Distichons, beschäftigen (s. Hörbeispiel 16 „Das Distichon“ – die Wirkung des Hebungspralls). Aber unabhängig vom komponierten Rhythmus und der antiquierten Wortwahl könnten wir versuchen, den beschriebenen Sachverhalt einmal in eigenen Worten wiederzugeben – und nicht der Verführung zu erliegen, in skandierender Sprechweise mit erhobener Stimme pathetisch zu klingen. Es geht an dieser Stelle unter anderem um die Schilderung einer erotischen Begegnung. Und mit einer solch unmittelbaren Annäherung an den Inhalt des Textes mag es uns gelingen, die Distanz zwischen der dichterischen Ausdrucksweise und dem Alltagserleben unserer Zuhörer zu verringern. Leichter dürfte uns eine alltagstypische Sprechgestaltung bei dem folgenden Auszug aus der Schiller-Ballade „Der Handschuh“ gelingen:

„Und der König winkt wieder,
Da speit das doppelt geöffnete Haus
Zwei Leoparden auf einmal aus,
Die stürzen mit mutiger Kampfbegier
Auf das Tigertier;
Das packt sie mit seinen grimmigen Tatzen,
Und der Leu mit Gebrüll
Richtet sich auf, da wirds still;
Und herum im Kreis,
Von Mordsucht heiß,
Lagern die greulichen Katzen.“
(Schiller 1984, 35)

Hörbeispiel 4: „Der Handschuh“ – Tempovariationen und Augenzeugenbericht

Hier wollen wir nicht das Schiller'sche Pathos bedienen. Wir stellen uns vielmehr als sprecherisches Vorbild einmal die temperamentvolle Rundfunkübertragung eines Fußballspiels vor. Die mit mehr Worten gefüllten Verse sprechen wir schneller, und am Ende der kürzeren pausieren wir eher noch. So kommen sehr bewegte Tempowechsel zustande. Und wenn wir uns dann spaßeshalber die typische Melodie und Dynamik der Reportersprache zum Vorbild nehmen, könnte diese Ballade sehr attraktiv klingen.

Diese verschiedenen hörerorientierten Möglichkeiten, unsere Leser zur Beschäftigung mit Literatur zu motivieren – von der Textauswahl bis hin zur Textgestaltung –, wurden z. B. von Lutz Görner mit seinem „Rezitheater“ in einer Vielzahl von Programmen und CD-Produktionen höchst erfolgreich genutzt. Dafür wurde er allerdings oft genug aus literaturwissenschaftlichen und / oder sprechkünstlerischen Gründen heftig kritisiert. Ihm wurde vorgeworfen, sich aus Gewinnstreben und als ein ausgesprochener Selbstdarsteller auf Kosten der Auseinandersetzung mit den Texten zu sehr in den Vordergrund zu stellen. Diese Vorwürfe mögen zwar teilweise nachvollziehbar sein, doch der Zuspruch aus breiten Schichten und unterschiedlichen Altersgruppen spricht zumindest für seinen Erfolg, zur Beschäftigung mit Literatur angeregt zu haben.

2.2.5 Der Text oder wir?!

Zeigen wir beim Vorlesen, wie unterhaltsam, geistreich, dramatisierend, anrührend und technisch brillant wir sind und wie souverän wir mit dem Text umgehen: Gut so, denn wenn wir eine Vorlesesituation zufriedenstellend meistern wollen, müssen wir uns als Person gern selbstbewusst präsentieren.

Allerdings sollten wir die Grenze zum sog. *Selbstdarsteller* nicht überschreiten, dem es nur auf die eigene Wirkung ankommt und der den Text dafür dann schlicht missbraucht. Woran können wir aber nun einen solch respektlosen Umgang mit dem Text erkennen? Die Orientierung an üblichen Vortragsformen taugt dazu nicht, denn eine objektiv richtige sprecherische Gestaltung kann es ja gar nicht geben und wir vollbringen bei jedem lauten Lesen oder Sprechen nach einer Vorlage eine gänzlich einzigartige Leistung. Das gilt nun gleichermaßen privat im Alltagsgebrauch wie auch professionell als Berufssprecher bis hin zum Sprechkünstler. Wir dürfen auch stolz darauf sein.

Nun sind unsere Einzigartigkeit und unsere sich daraus ergebende subjektive Gestaltung nicht gleichbedeutend mit Selbstdarstellung. Diesen Vorwurf brauchen wir uns nicht zu machen, sofern wir uns mit dem Text auseinandersetzen: seinen Inhalt und seine Form ebenso berücksichtigen wie seine Herkunftsgeschichte und die Person des Autors. Wenn wir dann auch noch das Ziel verfolgen, dass unsere Zuhörenden ihn möglichst leicht verstehen und erleben, dann dürfen wir sicher davon ausgehen, die Balance für ein „der Text *und* ich“ gefunden zu haben.

2.3 Was sprechen wir da eigentlich genau?

Das Vorlesen unterscheidet sich von unserem spontanen Sprechen in einem wesentlichen Punkt. Im Sprechdenkprozess (s. Kap. 1.2.2 „Wie sprechen wir denn spontan?“) entwickeln wir aktuell unsere eigenen Gedanken und Empfindungen und realisieren sie sprachlich sowie sprecherisch: Ein Sprechwerk entsteht, in dem die Zuhörenden unsere inneren Vorgänge anhand des Wortlautes und der stimmlich-sprecherischen Phänomene zum großen Teil mitvollziehen können. Beim Vorlesen wird es komplexer: Ein schriftsprachliches Werk existiert bereits. Ein Autor hat unter den Bedingungen der Entstehungssituation seine Gedanken und Empfindungen in eine Textfassung gebracht. Dabei musste er mit den ihm zur Verfügung stehenden schriftsprachlichen Mitteln nichtsprachliche Inhalte möglichst eindeutig beschreiben und dabei womöglich auf Facetten verzichten, die er schriftlich nicht darstellen konnte (s. Kap. 1.3.1 „Mit allen Sinnen“).

Wir haben beim Vorlesen also die Aufgabe, der Textfassung die zugrunde liegenden Gedanken und Gefühle zu entnehmen. Dabei müssen wir sowohl zwischen den Zeilen lesen als auch den Zusammenhang mit den Entstehungsbedingungen bedenken. Somit beschränken wir uns nicht nur unmittelbar auf den Wort- und Satzinhalt, sondern ziehen viele Indizien heran: unser Wissen um Autor, Entstehungsgeschichte und ursprüngliche beabsichtigte Aussage, die Wortwahl, die Formulierungen, den Satzbau und die in der Schriftfassung erkennbaren rhythmischen und klanglichen Gestaltungselemente. Und dennoch fehlen uns die Informationen, die wir beim Hören nonverbal hätten wahrnehmen können und die schriftsprachlich nicht fixiert werden können. Wir ergänzen deshalb beim sinnerschließenden Lesen mit einer gewissen Deutungsbreite diese fehlenden nonverbalen Informationen. So entwickeln wir unter den Bedingungen unserer aktuellen Vorlesesituation eine Interpretation, die wir sogleich sprecherisch mit unseren Möglichkeiten umsetzen.

2.3.1 Wir hören Bilder

Je konkreter ein Text formuliert ist, umso leichter können wir bildhafte Vorstellungen entwickeln und damit ein inneres Erleben wecken. Wir haben sicher die Erfahrung gemacht, dass wir uns Anschauliches wesentlich besser merken und dass hingegen sehr abstrakte Texte weniger leicht haften bleiben. Wir können in einem solchen Fall versuchen, solche inneren Bilder dennoch zu provozieren. Zum Beispiel können wir den Text mit der Präsentation von illustrierenden oder assoziativen Fotos oder Zeichnungen kombinieren. Wir können auch allein durch einen sehr bewegten, temperamentvollen Einsatz von Gestik und Mimik Assoziationen wecken.

> So sind mittlerweile im Fernsehen die Darstellungen des Wetterberichtes wesentlich lockerer und anschaulicher geworden – Sprach- und Sprechstil tragen dazu in erheblichem Maße bei.

Allerdings können auch konkrete, bildhafte Texte problematisch werden, wenn die Bilder für unsere Zuhörer zu kompliziert sind oder sie zu einem Erfahrungsbereich gehören, mit denen diese nichts anfangen können.

2.3.2 Wie klingt der Text?

Allein die äußere Form eines Textes weckt in uns bereits bestimmte klangliche Vorstellungen. So werden wir ein Gedicht sicher gänzlich anders sprechen als eine Pressemitteilung oder einen Bibeltext im Gottesdienst. Und eine Erzählung fordert uns anders als ein dramatischer Text oder ein Märchen. Das geht dann oft so weit, dass wir fast unwillkürlich bei einem Märchen einen „Märchenton“ wählen und beim zwischenzeitlichen Zuschalten im Radio sofort erkennen, dass wir einen kirchlichen Beitrag erwischt haben. Das kann von Vorteil sein. Oft führt es aber auch zu einem Vorlesestil, der mit dem Inhalt gar nicht so viel zu tun hat. Wir bedienen dann ein

Hörmuster. Die Textsorte weckt also Erwartungen an die Gestaltung, die wir mit der Sprechsituation und dem dargestellten Inhalt in eine für uns und die Zuhörenden stimmige Balance bringen müssen.

Märchen

Hier neigen wir zu einer tendenziell behauchten Stimme (sie soll dann meist spannend wirken), einer überbetonten Sprechweise mit vielen Lautstärkeakzenten und stark ausgeprägter Melodieführung. Diese Sprechweise ist gegenüber kleinen Kindern üblich (und bis zu einem gewissen Alter sicher auch angemessen), bei erwachsenen Zuhörern entsteht dabei aber schnell eine Irritation – wenn wir ihnen so vorlesen, fühlen sie sich schnell nicht recht ernst genommen. Hören wir dies anhand des Volksmärchens „Das Hemd des Glücklichen“ (nach Marzi 2008, 8).

Hörbeispiel 5: „Das Hemd des Glücklichen“ – ein Beispiel für den Märchenton

Biblische Texte

Noch immer hören wir viel zu oft eine erhöhte Sprechstimmlage, einen sanft wirkenden Klang, eine gleichförmige Melodieführung und ebenfalls zu viele Betonungen. Diesem weit verbreiteten „Kirchenton“ haftet schnell etwas Unpersönliches an – und das ist von vielen Lektoren auch sogar mehr oder weniger bewusst beabsichtigt, da sie sich nicht als „Selbstdarsteller“ vor das Wort Gottes stellen wollen und eine objektive Sprechweise anstreben. Doch eine solche „Objektivität“ in unserer Textgestaltung ist ja gar nicht möglich (s. Kap. 1.3.2 „Mit persönlicher Note“), und wirklich problematisch dabei ist, dass die Zuhörenden sich meist persönlich angesprochen und gemeint fühlen *möchten* – und wenn sie dieses Gefühl vermissen, schalten sie schnell ab.

Hörbeispiel 6: „Lesung aus dem Brief des Apostels Paulus an die Philipper“ – ein Beispiel für den Kirchenton (s. a. Hörbeispiel 17: Hallphänomene)

Nächtliche Radiosendungen und klassische Musikprogramme

Hier überwiegen bei den Sprechenden eine abgesenkte Tonhöhe, ein sanfter Stimmklang und ein deutlich verlangsamtes Tempo: Diese „einlullende“ Sprechweise wirkt dann schnell wie Wortmusik, auf deren Inhalt es nicht weiter ankommt – ein Eindruck, der bei diesen stark redundanten Moderationstexten auch naheliegt.

Hörbeispiel 7: In der Art einer nächtlichen Radiosendung

Urkunden, Urteile, Gebrauchsanweisungen

Eine eigenartig litaneiartige Vortragsweise lässt i. d. R. ebenfalls die Wirkung entstehen, dass ein genaues Zuhören nicht wichtig und womöglich auch gar nicht gewünscht ist. Wir hören dann eine erhöhte Stimmlage, gleichförmige Melodiebögen, schwebende Kadenzen (= gleichbleibende Tonhöhe am Ende der Äußerung) und eine eher nachlässige Artikulation. Am Beispiel eines Urteilstextes (BVerfG, 1 BvR 1627/09 vom 14.1.2010, Absatz-Nr. 1–90) wird aber auch deutlich, dass wir hier nicht von einem Text ausgehen können, der für das Vorlesen geschrieben wurde.

Hörbeispiel 8: Eine Urteilsverlesung

Begrüßungen und standardisierte Texte

Ganz ähnlich kann es uns ergehen, wenn wir in einer Telefonzentrale anrufen und Begrüßung, Firmenname, Name des Anrufenden und einen netten Satz nach dem Motto: „Was kann ich für Sie tun?“ erahnen müssen, da der Mitarbeiter oft in hohem Tempo und nachlässiger Artikulation mit gleichförmiger Betonung spricht. Hand aufs Herz: Was genau haben wir von solchen Ansagetexten verstanden? Den Namen des Sprechers?! Und fühlen wir uns wirklich willkommen und glauben wir, dass da wirklich jemand etwas für uns tun will?! Fast schon kabarettistisch wirkt das folgende, etwas überspitzte Beispiel.

Hörbeispiel 9: „Was kann ich für Sie tun?“ – ein kabarettistischer Ansagetext

Sendeformate

So sinnvoll diese Klangmuster bestimmter Textsorten auch sein können, wir müssen aufpassen, dass neben der reinen Wortmusik auch die Inhaltsvermittlung ihren Stellenwert behält. Natürlich kann es zuweilen um den Wiedererkennungswert gehen: „Aha, jetzt bin ich in der Kirche“, „Aha, jetzt höre ich diesen bestimmten Radiosender“. Gerade durch die bewusst gestalteten, unterschiedlichen Sendeformate im Rundfunk können wir sofort erkennen, ob wir z. B. im öffentlich-rechtlichen Sender Nachrichten hören oder in einem privaten Kanal, der sich hauptsächlich an Jugendliche wendet. Der sachlich-nüchterne Ton der „Tagesschau“ galt über Jahrzehnte als Maßstab für das Nachrichtensprechen. Hier sollte die persönliche Betroffenheit des Sprechers möglichst nicht erkennbar werden. Das ist in manchen Szenesendern auch nicht anders, wenn wir dort den immer gleichen, „locker-flockigen“ Plauderton hören. In beiden Fällen werden zu betrauernde wie freudige Ereignisse recht wenig unterscheidbar gesprochen. In manchen Formaten erleben wir dagegen, wie die Betroffenheit geradezu zur Schau gestellt wird.

2.3.3 Was will uns der Autor sagen?

Wenn wir Texte aus fremder Feder vorlesen, so können wir in Teufels Küche geraten, wenn wir gänzlich naiv nur den Wortlaut des Textes selbst und nicht etwa seinen Autor, dessen Intention, den Zeitpunkt der Entstehung und die Art und Weise berücksichtigen, wie der Text seinerzeit aufgefasst wurde und wie er heute verstanden wird.

> Nehmen wir einmal als Beispiel das „Lied der Deutschen" von August Heinrich Hoffmann von Fallersleben, das er 1841 auf der damals zum British Empire gehörenden Insel Helgoland schrieb. Von den insgesamt drei Strophen gilt aktuell nur die dritte Strophe als Nationalhymne – und das hat seinen Grund. Denn Textstellen der ersten Strophe, die ein „Deutschland über alles in der Welt" – zumal zwischen Maas, Memel, Etsch und Belt – besingen, passen spätestens seit 1945 nicht länger in eine deutsche Nationalhymne. Bei der Entstehung hatte Hoffmann von Fallersleben diese Passagen ganz anders gemeint. Er hatte nämlich damals mit seinem Text eine seinerzeit als Utopie erscheinende Einheit der deutschen Nation im Sinn. Denn das von Maas, Memel, Etsch und Belt umgrenzte Gebiet, in dem weitgehend deutsch gesprochen wurde, bestand seit 1815 aus insgesamt 39 Einzelstaaten (1 Kaiserreich, 5 Königreiche, 1 Kurfürstentum, 7 Großherzogtümer, 10 Herzogtümer, 11 Fürstentümer und 4 reichsfreie Städte). Kritische Intellektuelle forderten damals öffentlich die Überwindung von Kleinstaaterei und fürstlicher Landesherrlichkeit und die Gründung eines deutschen Nationalstaats. Und diesem Ziel widmete Hoffmann von Fallersleben die Hymne.
> Bezeichnenderweise wurde im Dritten Reich nur die erste Strophe zusammen mit dem Horst-Wessel-Lied als Nationalhymne gesungen – ein deutlicher Hinweis darauf, wie besitzergreifend der Text verstanden werden kann. Diesen Text der ersten Strophe heute vorzutragen, ohne diese historischen Aspekte zu berücksichtigen, kann schnell dazu führen, in die nationalistische Ecke gesteckt zu werden.

Jüngere Beispiele gibt es natürlich auch dafür, wie wir in Bezug auf die Autoren in Fettnäpfchen treten können, wenn wir deren politische Ansichten und ihren Lebenswandel zu wenig beachten.

> So wurden z.B. Wolf Biermanns Texte als linker, aus der DDR ausgebürgerter Liedermacher zuerst gefeiert. Später wurde ihm vorgeworfen, sich in Hamburg zu sehr bürgerlich etabliert zu haben, sodass seine Anhänger an der Glaubwürdigkeit zweifelten und die Texte nicht mehr in der früheren Weise akzeptierten. Die Diskussionen um Martin Walsers unterstellte antisemitische Haltung und Günter Grass' Mitgliedschaft als Jugendlicher in der Waffen-SS sind weitere Beispiele für die Achtsamkeit, die wir entwickeln müssen, wenn wir Texte zum Vorlesen auswählen.

Die Bedeutung, die ein Autor oder ein Text erfährt, ist deshalb natürlich abhängig vom jeweiligen Zuhörerkreis. Menschen, die sich kaum durch geschichtlich-politische

Aspekte beeinflussen lassen, werden sicher weniger empfindlich reagieren. Sie werden vielleicht mehr auf das gestalterische Gesamtbild achten. Wir tun also gut daran, uns bei der Auswahl der Texte, die wir vorlesen wollen, grundsätzlich vorab zu informieren, ob wir angesichts der Zuhörer und/oder des Anlasses mit irgendwelchen Vorbehalten rechnen müssen. Eine kurze Frage vorab nach den Vorlieben und Abneigungen sollte uns gegenüber dem Veranstalter oder der Zuhörergruppe (oder auch nur dem einen Zuhörer) die notwendige Sicherheit geben, dass wir nicht allein durch einen solchen Fauxpas die beabsichtigte Wirkung verfehlen.

2.3.4 Der vorlesende Autor als Vorbild?!

Wahrscheinlich haben viele Autoren auch eine klangliche Vorstellung von ihren Texten. Das bedeutet aber nicht gleichzeitig, dass sie diese selbst sprecherisch zufriedenstellend umsetzen können. In einer Lesung befindet sich der vorlesende Autor mit uns, die wir seine Texte vorlesen wollen, in einer fast identischen Lage: Wir sprechen in unserer aktuellen Stimmungslage zu einem bestimmten Zweck für diese konkreten Zuhörenden in einer angemessenen Weise hier und jetzt einen Text, der in der Vergangenheit in einer völlig anderen Situation geschrieben wurde. Das, was der Autor uns lediglich voraus hat, ist das Wissen um die genauen Entstehungsbedingungen und deshalb die Bedeutung, die er diesen beim Schreiben beigemessen hat. Sollte er mittlerweile anders über den Text denken – und das ist meist zu erwarten, denn „man kann nicht zweimal in denselben Fluss steigen" (s. Kap. 2 „Jedes Mal anders?") –, muss er zwangsläufig eine Distanzierung vornehmen. Diese können wir genauso glaubwürdig darstellen – es sei denn, für die Zuhörenden ist es wichtig zu erleben, dass und inwieweit sich der Autor vom Entstehungsgedanken entfernt hat und wie er sich nun zu ihm verhält. Letztendlich ist es also gar nicht so unwahrscheinlich, dass wir die Texte mindestens so attraktiv vorlesen wie die Verfasser selbst.

Anders verhält es sich, wenn wir Texte von Autoren vorlesen, die sich als darstellende Künstler ihre Texte „auf den Leib geschrieben" und dann selbst auch gesprochen haben. Hier sehen wir uns mit einem ästhetischen Maßstab konfrontiert, dem wir nur selten gerecht werden können. Entweder versuchen wir dann, die Sprechweise zumindest in ihren wesentlichen Zügen zu erfassen und nachzuvollziehen, oder wir grenzen uns deutlich und bewusst ab.

> Sehr bekannte Beispiele sind sicherlich Texte und deren Sprechfassungen von Loriot, Heinz Erhardt und Georg Kreisler. Loriots Sketche und Filme sind bis ins Detail derart perfekt gestaltet und viele Zitate haben schon einen solchen Kultcharakter erhalten, dass allein das Sprechen der ersten Worte bei den Zuhörern eine klare Erwartungshaltung an das Tempo, die Pausen, die Melodie und die Klangfarbe weckt.

In diesen und in vergleichbaren Fällen dürfen wir uns dann nicht wundern, wenn die Zuhörer uns mit diesen Vorbildern vergleichen und dann enttäuscht sind, weil wir eben keine Kopien bieten können.

2.3.5 *Der Inhalt spricht für sich?!*

Neben dem Genre und dem Autor bieten uns die inhaltlichen Aspekte der Texte viele Sprechhinweise. Geht es in dem jeweiligen Text um nüchterne oder betroffen machende, freudige, ekstatische, depressive, traurige, wütende, schüchterne Gestimmtheit, um komplexe oder einfache Sachverhalte, um Handlungen, Vermutungen, Unterstellungen, Probleme oder Lösungswege, aktuell Brisantes oder handelt es sich gar um ein Tabu? Lesen wir von fremden oder vertrauten Menschen? Betrifft es für uns und/oder unsere Zuhörer unwichtige oder interessante Dinge? All dies können wir nur erfassen, wenn wir uns den Text wirklich „zu eigen" machen und ihn auf eine Weise verinnerlicht haben, die zu einer eindeutigen Intention führt. Dies gilt für das sorgfältig vorbereitete Vorlesen genauso wie für ein auswendig vorgetragenes Stück, für das Franziska Martienssen-Lohmann als Gesangspädagogin schreibt:

„Der Begriff ‚auswendig' stellt erst dann einen wirklichen Wert dar, wenn er ein ‚inwendig' einschließt – wenn das Kunstwerk nicht nur durch ein mehr oder weniger schnell funktionierendes Gedächtnis gegangen, sondern im Innersten verankert ist." (Martienssen-Lohmann 1988, 43)

Ein untrügliches Zeichen dafür, dass wir den Text noch nicht in dieser Weise verinnerlicht haben, erkennen wir z. B. am mühsamen „Herunterleiern". Bei Gedichten wirken das skandierende Sprechen (überdeutliches Betonen des komponierten Rhythmus, s. nächstes Kapitel), immer gleiche Melodiebögen und überbetonte Reimwörter furchtbar inhaltsleer und uninteressant. Wenn Schulkinder sich bei der Beschäftigung mit Gedichten und Balladen in erster Linie damit abmühen müssen, sie auf eine solche Weise auswendig zu lernen, können wir solche unattraktiven und demotivierenden Sprechfassungen hören.

2.3.6 *Inhalt und Form*

Andererseits reicht es auch nicht aus, das Inhaltliche ohne die Form zu beachten. Die formalen Aspekte des Textes geben uns oft wichtige Informationen darüber, wie wir ihn verstehen und gestalten sollen.

Vokalklang und Konsonantengeräusch

„Das Feuer
Hörst du, wie die Flammen flüstern,
Knicken, knacken, krachen, knistern,
Wie das Feuer rauscht und saust,
Brodelt, brutzelt, brennt und braust?
Siehst du, wie die Flammen lecken,
Züngeln und die Zunge blecken,
Wie das Feuer tanzt und zuckt,
Trockne Hölzer schlingt und schluckt?
Riechst du, wie die Flammen rauchen,

Brenzlig, brutzlig, brandig schmauchen,
Wie das Feuer rot und schwarz,
Duftet, schmeckt nach Pech und Harz?
Fühlst du, wie die Flammen schwärmen,
Glut aushauchen, wohlig wärmen,
Wie das Feuer, flackrig-wild,
Dich in warme Wellen hüllt?
Hörst du, wie es leiser knackt?
Siehst du, wie es matter flackt?
Riechst du, wie der Rauch verzieht?
Fühlst du, wie die Wärme flieht?
Kleiner wird der Feuersbraus:
Ein letztes Knistern,
Ein feines Flüstern,
Ein schwaches Züngeln,
Ein dünnes Ringeln –
Aus."
(Krüss 1989, 29)

Die Wahl und ggf. Anhäufung von perkussiven, reibenden, stimmhaften oder stimmlosen Konsonanten und dunklen, hellen, langen oder kurzen Vokalen prägt – unabhängig von unseren individuellen stimmlichen Eigenschaften – den Klang unseres Vorlesens. Allerdings nur dann, wenn wir dies auch sprecherisch ausreichend umsetzen. In diesem Gedicht dürfen wir die Anhäufung von stimmlosen Plosiven (p, t, k) und stimmlosen Frikativen (f, s, sch, ch) sicher als lautmalerisches Element für die Geräusche des brennenden Feuers verstehen. Neben dem perkussiven Charakter der Konsonanten tragen auch die Vokalklänge zu Assoziationen bei. Dies ist uns von Kindesbeinen an vertraut, wenn wir das Lied von den „Drei Chinesen mit dem Kontrabass" singen:

„Dra Chanasan mat dam Kantrabass […]
Drä Chänäsän mät däm Känträbäss […]
Dre Chenesen met dem Kentrebess […]
Dri Chinisin mit dim Kintribiss […]
Drö Chönösön möt döm Köntröböss […]
Dro Chonoson mot dom Kontroboss […]
Drü Chünüsün müt düm Küntrübüss […]
Dru Chunusun mut dum Kuntrubuss […]"
(o. Verf. 1991, 176)

Mit Sicherheit werden in unserer Vorstellung jeweils vollkommen andere Chinesen erscheinen. So steht das „i" meist für kleine, schlanke, kurze, junge, flinke Personen, Tiere, Gegenstände und Ereignisse. Bei Goethe finden wir z. B. im „Hochzeitlied" (s. a. Kap. 3.1.3 „Per sonare", Abschnitt „Von Höhen und Tiefen") eine Stelle, in der ein kleiner Zwerg beschrieben wird:

*„[…] Doch **sie**he! Da **ste**het ein **winziger Wicht**,*
*Ein **Zwerg**lein so **zierlich mit** Ampelen**licht**,[…]“*
(Goethe 1982, 280)

Hier finden wir die Häufung des „i“, auch noch in Kombination mit der Alliteration (gleiche Laute am Wort- und Silbenanfang) des „w“ bei „winziger Wicht, ein Zwerglein“ und des „z“ bei „winziger Wicht, ein Zwerglein so zierlich“.

Hörbeispiel 10: „Hochzeitlied“ – Rollen- und Tonlagenwechsel

Wenn wir diese Gestaltungselemente achtsam erfassen und behutsam artikulieren, unterstützen wir die inhaltliche Botschaft sehr subtil. Die moderne Variante der drei Chinesen haben uns Ernst Jandl mit „Ottos Mops“ und dann Robert Gernhardt mit entsprechenden Variationen beschert:

„ottos mops
ottos mops trotzt
otto: fort mops fort
ottos mops hopst fort
otto: soso […]”
(Jandl 1985, 422)

„Gittis Hirsch
Gittis hirsch hinkt
hirsch: hilf gitti hilf […]“
(Gernhardt 1997, 129f)

Eine ganz andere Form der Lautmalerei erleben wir, wenn wir assoziative Geräusche zum Gedicht hinzufügen. Dies tun wir dann genau genommen vollkommen willkürlich, da sie aus der Gedichtform nicht abzuleiten sind. Im folgenden Gedicht könnten wir aber ein solches Experiment aus dem Inhalt heraus legitimieren und wagen. Wir fügen Morgensterns „Der Schaukelstuhl auf der verlassenen Terrasse“ ein Knarren der Stimme hinzu als Assoziation des knarrenden Holzes, wenn sich der Schaukelstuhl auf der Terrasse bewegt:

„Ich bin ein einsamer Schaukelstuhl
und wackel im Winde,
im Winde.

Auf der Terrasse, da ist es kuhl,
und ich wackel im Winde,
im Winde.

Und ich wackel und nackel den ganzen Tag.
Und es nackelt und rackelt die Linde.
Wer weiß, was sonst wohl noch wackeln mag
im Winde,
im Winde,
im Winde."
(Morgenstern 1993, 69)

Hörbeispiel 11: „Der Schaukelstuhl auf der verlassenen Terrasse" – illustrierende Lautmalerei

Reim

Das wiederholte Auftreten von bestimmten Klängen und Geräuschen bezeichnen wir als „Reim". Meistens meinen wir damit die gleich klingenden, vorletzten und letzten Silben am Ende von Gedichtzeilen, den Endreim. Diese klangliche Brücke führt zu einer Erwartungsspannung: Wann kommt das Reimwort? Und damit lenkt dieses Klangphänomen auch inhaltlich unsere Aufmerksamkeit auf die betreffenden Wörter. Diese müssen nun aber nicht immer einen besonderen, inhaltlich sinnvollen Zusammenhang betonen – insofern sollten wir immer prüfen, welche Bedeutung diese Betonungen im Hinblick auf den Inhalt haben. Abgesehen davon gibt es neben dem genannten Endreim auch noch andere Reimformen, und die Anordnung dieser verschiedenartigen Reimwörter kann auch noch sehr vielgestaltig sein. Da dieses Buch das Vorlesen erleichtern soll und nicht etwa ein Lehrbuch der Poetik, also der Gedichtkunst sein will, finden wir im Folgenden nur die meist gebräuchlichen und sprecherisch relevanten Formen.

„Siehst du, wie die Flammen lecken,
züngeln und die Zunge blecken,
wie das Feuer tanzt und zuckt,
trockne Hölzer schlingt und schluckt?"
(Krüss 1989, 29)

Die Wörter „lecken" und „blecken" bilden einen reinen Reim (identisch ab dem betonten Vokal bis in die Endsilbe hinein), den wir wegen der unbetonten Endsilbe als weiblich bezeichnen. Die dritte und die vierte Zeile enden auf einer betonten Silbe und werden deshalb männlich genannt. Abgesehen davon liegt hier in den vier Zeilen ein Paarreim (aabb) vor.

Mit Reimen verbinden wir i. d. R. gleich klingende Silben. Wir sprechen dann von reinen Reimen. Es gibt aber auch sog. *unreine Reime*, die sich aus ähnlich klingenden Silben ergeben. „Reimen" und „Reinen" klingen z. B. zwar ähnlich, sind aber nicht identisch. Unsere besondere Aufmerksamkeit verdienen unreine Reime, die mundartliche Anklänge erkennen lassen.

Berühmt ist Goethes „Ach *neige*, du schmerzens*reiche*“: Dieses lässt nur dann überhaupt an einen Reim denken, wenn wir in hessischer Mundart das /g/ in „neige“ durch ein stimmhaftes /sch/ wie in „Garage“ (in phonetischer Umschrift: [ʒ]) ersetzen, und das genauso mit dem /ch/ in „-reiche“ tun. Goethe verrät gewissermaßen auf diese Weise seine Frankfurter Herkunft.

Weiterhin können Reime nicht nur am Ende, sondern auch mitten im Vers erscheinen. Wir sprechen dann von einem Binnenreim:

*Er **lief** und **rief***
*die Stimme klang **tief**.*

Eine besondere Form des Binnenreims ist der sog. Schlagreim, bei dem die Reimwörter direkt aufeinanderfolgen:

*„Als ob es tausend **Stäbe gäbe**“*
(s. Kap. 2.1 „Warum lesen wir überhaupt?“, aus Rilkes Gedicht „Der Panther“, Hörbeispiel 1: „Der Panther“)

Hermann Hesse ist bekannt für seine sehr poetische Erzählweise. In „Piktors Verwandlungen“ finden wir im Fließtext – es handelt sich also nicht um ein Gedicht – folgende Zeilen:

„Einen Vogel sah Piktor sitzen, sah ihn im Grase sitzen von Farben blitzen, alle Farben schien der schöne Vogel zu besitzen […] Im Farbenglanze, mitten im Tanze, ward er zur Pflanze. Verwundert sah es Piktor.“ (Hesse 1975, 206ff)

In diesem Text könnten wir uns leicht verführt sehen, genau diese Reimwörter zu betonen. Doch das Gegenteil ist empfehlenswert. Gerade weil dieses Formelement so deutlich ist, müssen wir es nicht noch besonders hervorheben – die Zuhörer nehmen es sicherlich auch so wahr.

Wenn in einem Doppelreim zwei Anfangslaute oder -lautgruppen den Platz tauschen, sprechen wir von einem Schüttelreim – meist in witzigen Zusammenhängen (http://de.wikibooks.org/wiki/Komische_Lyrik, 02.07.2010):

„Bleich erglühen
gleich erblühen.“

Ebenso komische Wirkung können gebrochene Reime erzielen, bei denen ein Reim durch einen Zeilenwechsel mitten im Wort entsteht:

„Manche Dichter gibt es, die be-
nötigen der Sachen vier:
einen guten Reim auf Liebe,
Feder, Tinte und Papier.“
(Erhardt 1970, 272)

Wir bleiben im Bereich des Frohsinns und sehen ein bekanntes Beispiel für einen Vexierreim (von lat. „vexare" = „plagen", s. „Vexier" und „Vexierbild"):

„Wir ziehen los mit ganz großen ***Schritten,***
und Erwin faßt der Heidi von hinten an die ***Schulter.***"
(aus dem Refrain des Hitparadenliedes „Polonäse Blankenese" von Werner Böhm alias Gottlieb Wendehals 1979)

Das Charakteristische besteht darin, dass die Erwartung eines bestimmten Reimwortes geweckt wird, der Text inhaltlich darauf zusteuert (oft mit frivolem oder kompromittierendem Hintergrund) – und dann aber ein anderes, besonders harmlos wirkendes Wort erscheint.

Weiter oben hatten wir bereits mit dem Paarreim die Anordnung der Reimwörter am Versende betrachtet. In Goethes „Ein Gleiches" finden wir gleich zwei weitere Formen, den Kreuzreim (a-b-a-b)und den umschlingenden Reim (c-d-d-c):

(a) „Über allen Gipfeln"
(b) „Ist Ruh,"
(a) „In allen Wipfeln"
(b) „Spürest du"
(c) „Kaum einen Hauch;"
(d) „Die Vögelein schweigen im Walde."
(d) „Warte nur, balde"
(c) „Ruhest du auch."
(Goethe 1982, 142)

Hörbeispiel 12: „Ein Gleiches" – Wirkung von Reimen

Eine weitere Spielart finden wir bei Friedrich Nietzsche in „Ecce Homo" im Schweifreim (auch Zwischenreim):

(a) „Ja, ich weiß, woher ich stamme!"
(a) „Ungesättigt gleich der Flamme"
(b) „Glühe und verzehr ich mich."
(c) „Licht wird alles, was ich fasse,"
(c) „Kohle alles, was ich lasse,"
(b) „Flamme bin ich sicherlich!"
(Nietzsche in Echtermeyer/von Wiese 1982, 520)

Wie bereits erwähnt, müssen wir bei allen formalen Gestaltungselementen genau abwägen, wie deutlich wir sie sprecherisch betonen wollen. Insbesondere beim Reim aber laufen wir Gefahr, mit immer gleichen Melodiebögen die Reimwörter anzusteuern, stark zu betonen und damit eine unattraktive, gleichförmig leiernde Sprechweise zu erzielen. Diese wird dem Textinhalt nicht gerecht und ist für Zuhörer unattraktiv.

Melodie

„Sprich mit langen, langen Sätzen – solchen, bei denen Du, der Du Dich zu Hause, wo Du ja die Ruhe, deren Du so sehr benötigst, Deiner Kinder ungeachtet, hast, vorbereitest, genau weisst, wie das Ende ist, [...]" (Tucholsky 2003, 464ff)

Wir dürfen sicher annehmen, dass uns eine solche Satzkonstruktion selbst beim stillen Lesen Mühe bereiten wird. Um unseren Zuhörern beim Vorlesen zumindest eine gewisse Chance zu geben, sich in dieser verschachtelten Struktur zurechtzufinden, können wir die Melodie zu Hilfe nehmen. Dazu müssen wir zuerst einmal die zueinandergehörenden Satzglieder ermitteln. Wir sprechen sie dann jeweils unabhängig von den anderen und finden die passende Satzmelodie. Dann bauen wir den Schachtelsatz wieder zusammen.

- „... solchen, bei denen Du ... genau weisst, wie das Ende ist, ..." Sprechen wir diesen einfachen Satz einmal in „normaler", gewohnter Weise und beginnen mit relativ tiefer Stimmlage, heben sie an und senken sie zum Ende wieder ab. Der Gipfelpunkt ist dabei das „weisst". Beim nächsten Schritt behalten wir diesen Melodiebogen genau bei und fügen den nächsten Relativsatz ein:
- „... *solchen, bei denen Du,* der Du Dich zu Hause vorbereitest, *genau weisst, wie das Ende ist, ...*" Den eingeschobenen Relativsatz beginnen wir wieder tiefer und führen ihn kontinuierlich höher bis zu seinem letzten Wort. Der tiefere Beginn bildet eine Abstufung zum aufsteigenden Melodiebogen des „... bei denen Du ...". Wir merken uns die mittlerweile zwei abgestuften Melodiebögen und fügen das nächste Element hinzu:
- „... *solchen, bei denen Du, der Du Dich zu Hause,* wo Du ja die Ruhe, ... hast, *vorbereitest, genau weisst, wie das Ende ist, ...*" Wieder bietet es sich an, den eingeschobenen Satz mit dem „wo" tiefer zu beginnen:
- „... *solchen, bei denen Du, der Du Dich zu Hause, wo Du ja die Ruhe, ... Deiner Kinder ungeachtet, hast, vorbereitest, genau weisst, wie das Ende ist, ...*" Den letzten hinzukommenden Nebensatz sollten wir in derselben Tonhöhe wie das „Ruhe", ohne zusätzliche Akzente und womöglich insgesamt etwas leiser sprechen. Es handelt sich hier lediglich um ein für das Gesamtverständnis relativ unwichtiges Attribut der „Ruhe". Wir müssen eben die Balance finden zwischen den notwendigen Akzenten, die uns den roten Faden verdeutlichen, und den überflüssigen, die auf zu viele neue Aspekte hinweisen. Diese melodische Abstufung erfordert nun zu Beginn eine nicht allzu tiefe Sprechstimmlage, damit die jeweils tieferen Nebensatzeinstiege bequem gelingen:
- „... solchen, bei denen Du, der Du Dich zu Hause, wo Du ja die Ruhe, deren Du so sehr benötigst, Deiner Kinder ungeachtet, hast, vorbereitest, genau weisst, wie das Ende ist, ..."

Hörbeispiel 13: „Ratschläge für einen schlechten Redner" – Gliederung durch Melodieführung

Aber trotz all der genannten Bemühungen: Solche Sätze sind tatsächlich nicht fürs Hören geschrieben. Allerdings dient natürlich gerade die Unmöglichkeit, diesen Satz hörverständlich vorzulesen, als geeignetes Stilmittel, um im Sinne des gesamten Textes die intendierte satirische Wirkung zu erzielen. Insofern erscheint es schon fast fragwürdig, einen solchen sprechtechnischen Aufwand zu betreiben – außer eben als hervorragende Etüde für den Einsatz der Sprechmelodie.

Kadenzen, Crescendo, Accelerando

Einen sprachlich und sprecherisch unglaublich anspruchsvollen Text hat Franz Kafka mit „Auf der Galerie" geschaffen. Er besteht aus nur zwei Sätzen. Der erste baut kontinuierlich Spannung auf – wir sollten ihn also im Tempo und in der Lautstärke mit sparsamen Mitteln beginnen, um dann zum Ende dieses ersten Satzes, ohne zu laut geworden zu sein, den Höhepunkt zu erreichen. Der zweite Satz deutet inhaltlich eine Minderung der Spannung an, entwickelt sich dann in einer kleineren Steigerung, um am Ende „in einem schweren Traum versinkend" zu zerfließen. Innerhalb dieses Melodie- und Lautstärkebogens müssen wir es schaffen, diese beiden endlos scheinenden Sätze zu gliedern, kleine Momente des Innehaltens zu schaffen, ohne aber den gesamten Fluss zu zerstören oder das Satzende verfrüht zu suggerieren. Wir realisieren das vor allem durch sog. schwebende und steigende Kadenzen, müssen aber auch gemäßigt fallende nutzen (s. Kap. 3.1.3 „Per sonare"). Außerdem ist eine schnelle und geräuschlose Sprechatmung dafür unabdingbar (s. Kap. 3.1.2 „Was der Atem verrät").

„Wenn irgendeine hinfällige, lungensüchtige Kunstreiterin in der Manege auf schwankendem Pferd vor einem unermüdlichen Publikum vom peitschenschwingenden erbarmungslosen Chef monatelang ohne Unterbrechung im Kreise rundum getrieben würde, auf dem Pferde schwirrend, Küsse werfend, in der Taille sich wiegend, und wenn dieses Spiel unter dem nichtaussetzenden Brausen des Orchesters und der Ventilatoren in die immerfort weiter sich öffnende graue Zukunft sich fortsetzte, begleitet vom vergehenden und neu anschwellenden Beifallsklatschen der Hände, die eigentlich Dampfhämmer sind – vielleicht eilte dann ein junger Galeriebesucher die lange Treppe durch alle Ränge hinab, stürzte in die Manege, riefe das: Halt! durch die Fanfaren des immer sich anpassenden Orchesters.

Da es aber nicht so ist; eine schöne Dame, weiß und rot, hereinfliegt, zwischen den Vorhängen, welche die stolzen Livrierten vor ihr öffnen; der Direktor, hingebungsvoll ihre Augen suchend, in Tierhaltung ihr entgegenatmet; vorsorglich sie auf den Apfelschimmel hebt, als wäre sie seine über alles geliebte Enkelin, die sich auf gefährliche Fahrt begibt; sich nicht entschließen kann, das Peitschenzeichen zu geben; schließlich in Selbstüberwindung es knallend gibt; neben dem Pferde mit offenem Munde einherläuft; die Sprünge der Reiterin scharfen Blickes verfolgt; ihre Kunstfertigkeit kaum begreifen kann; mit englischen Ausrufen zu warnen versucht; die reifenhaltenden Reitknechte wütend zu peinlichster Achtsamkeit ermahnt; vor dem großen Saltomortale das Orchester mit aufgehobenen Händen beschwört, es möge schweigen; schließlich die Kleine vom zitternden Pferde hebt, auf beide Backen küßt und keine Huldigung des Publikums für genügend erachtet; während sie selbst, von ihm gestützt, hoch auf den Fußspitzen, vom Staub umweht, mit ausgebreiteten Armen, zurückgelehntem Köpfchen ihr Glück mit dem ganzen Zirkus teilen will – da dies so ist, legt der Galeriebesucher das Gesicht auf die Brüstung und, im Schlußmarsch wie in einem schweren Traum versinkend, weint er, ohne es zu wissen." (Kafka 1986, 129)

Hörbeispiel 14: „Auf der Galerie" – Crescendo und Decrescendo, Abspannen und die Länge von Sinneinheiten

Pausen

Ein wunderschönes Beispiel für die bedeutungsverändernde Funktion von Versgrenzen und die sog. Zeilensprünge (Enjambements) finden wir in Bertolt Brechts „Der Nachschlag". Zuerst lesen wir das Gedicht in Prosaform:

„Meine Sätze spreche ich, bevor der Zuschauer sie hört; was er hört, wird ein Vergangenes sein. Jedes Wort, das die Lippe verläßt, beschreibt einen Bogen und fällt dann ins Ohr des Hörers, ich warte und höre, wie es aufschlägt, ich weiß, wir empfinden nicht das nämliche und wir empfinden nicht gleichzeitig."

Nun lesen wir es in der Originalform in Versen und halten an den Versgrenzen kurz (oder nach Belieben auch länger) inne. Achten wir auf die Wirkung:

„Meine Sätze spreche ich, bevor
Der Zuschauer sie hört; was er hört, wird
Ein Vergangenes sein. Jedes Wort, das die Lippe verläßt
Beschreibt einen Bogen und fällt
Dann ins Ohr des Hörers, ich warte und höre
Wie es aufschlägt, ich weiß
Wir empfinden nicht das nämliche und
Wir empfinden nicht gleichzeitig."
(Brecht 1973, Bd. 9, 787)

Wenn wir hier nicht die Interpunktion, sondern nur die Versgrenzen als Gliederungshilfe ansehen, so entsteht z. B. beim Übergang der Zeilen: „Beschreibt einen Bogen und fällt / Dann ins Ohr des Hörers" eine Verzögerung, die die Bewegung eines fliegenden Objektes leicht assoziieren lässt. Bei „ich warte und höre / Wie es aufschlägt" führt die Verzögerung dazu, dass wir uns leichter in die Haltung des Lauschens hineinversetzen können. Umgekehrt können wir an den durch Kommata gekennzeichneten Stellen „was er hört, wird“ und „Jedes Wort, das die Lippe verläßt“ getrost auf eine Pausensetzung verzichten. Anderenfalls würden wir den Sinnzusammenhang sowie den Sprechfluss zu stark stören.

Tempo

Hinweise darauf, wie wir aus der schriftsprachlichen Fassung das Tempo herauslesen können, finden wir am Beispiel der Schiller'schen Ballade „Der Handschuh“. Die Verse enthalten maximal vier Hebungen (= betonte Silben) und dazwischen meist eine, manchmal zwei unbetonte Silben. Nun nehmen wir einmal an, dass jeder Vers zeitlich ungefähr gleich lang gesprochen werden sollte:

*(1) „Und der **Kö**nig winkt **wie**der,“*
*(2) „Da **speit** das **dop**pelt ge**öff**nete **Haus**“*
*(3) „**Zwei** Leo**par**den auf **ein**mal **aus**,*
*(4) „Die **stür**zen mit **mu**tiger **Kampf**begier*
*(5) „**Auf** das Tiger**tier,**“*
*(6) „Das **packt** sie mit **sei**nen **grim**migen **Tat**zen,“*
*(7) „**Und** der **Leu** mit Ge**brüll**“*
*(8) „**Ri**chtet sich **auf**, **da** wirds **still**,“*
*(9) „**Und** he**rum** im **Kreis**,“*
*(10) „Von **Mord**sucht **heiß**,“*
*(11) „**la**gern die **greu**lichen **Kat**zen.“*
(Schiller 1984, 35 – Hervorhebungen durch den Autor)

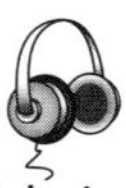

Hörbeispiel 4: „Der Handschuh“ – Tempovariationen und Augenzeugenbericht)

Wenn wir die Verse versuchsweise mit der Stoppuhr wirklich exakt gleich lang sprechen, entstehen deutliche Tempounterschiede. In den mit vier Hebungen gefüllten Versen sprechen wir dann mit stark erhöhter Silbengeschwindigkeit (s. Kap. 3.1.5 „Wer es eilig hat, der gehe langsam“) im Vergleich zu den anderen. Die Verse 2 bis 4 wirken dadurch drängender (was dem Inhalt auch entspricht). Der fünfte Vers bietet uns ein kurzes Innehalten, das der Frage entsprechen mag, was nun wohl passieren wird. Es geht dann mit hoher Dramatik weiter, bis der Löwe ins Spiel kommt und für spannungsgeladene Stille sorgt. Dies bringen wir in den kürzeren Versen 9 und 10 durch immer längere Pausen oder stärker reduzierte Silbengeschwindigkeit angemessen zum Ausdruck.

Rhythmus

Beim Gedicht „Der Schaukelstuhl auf der verlassenen Terrasse“ von Christian Morgenstern (s. Abschnitt „Vokalklang und Konsonantengeräusch“, Hörbeispiel 11: „Der

Schaukelstuhl auf der verlassenen Terrasse“ – illustrierende Lautmalerei) können wir wie beim Gedicht „Der Handschuh“ aus den sehr unterschiedlich gefüllten Versen große Tempounterschiede herauslesen. Wir achten wieder darauf, wie viele Hebungen die Zeile zumeist enthält, und erkennen, dass die Verse, die ein „im Winde“ enthalten, deutlich kürzer sind und zu Pausen anregen, in denen der Schaukelstuhl gewissermaßen Zeit zum Schwingen hat.

Eine andere Form der Rhythmisierung erleben wir durch das Metrum, die regelmäßige Abfolge von betonten (Hebungen) und unbetonten Silben (Senkungen) in Gedichten. Diese sind in sog. Versfüßen oder auch Takten zusammengefasst. In jedem Takt befinden sich eine Hebung und eine oder mehrere Senkungen. Alternierend in einer Art Zweier-Rhythmus bezeichnen wir Jambus (unbetont-betont: ^-^-^-) und Trochäus (betont-unbetont: -^-^-). Bei diesem können auch noch sog. Auftakte, also unbetonte Silben am Beginn des Verses erscheinen und einen jambischen Eindruck erwecken. Welcher Typ vorliegt, können wir dann nur im Laufe des Gedichtes genauer ermitteln. In Form eines Dreier-Taktes finden wir Daktylus (betont-unbetont-unbetont: -^^-^^-^^) und Anapäst (unbetont-unbetont-betont: ^^-^^-^^-). Das Metrum des Wortes „Daktylus“ ist übrigens selbst ein solcher und er erinnert uns an einen Walzer (als kleine Erinnerungsstütze). Auch bei ihm können uns Auftakte begegnen, die dann auf den ersten Blick womöglich sogar einen Jambus vermuten lassen. Falls in einem Gedicht alternierende und nicht alternierende Takte relativ ausgewogen vorkommen, sprechen wir von Knittelversen. In moderneren Texten finden wir eine ganz strenge metrische Struktur nur noch selten. Am Ende von Versen sprechen wir von einer männlichen Kadenz (betonte Silbe) oder von einer weiblichen (unbetonte Silbe).

Unter den Versformen ist der sog. vierhebige Jambus der gebräuchlichste, ihn finden wir auch in den meisten Liedern. Als Beispiel hier der Anfang von „Belsazar“ von Heinrich Heine:

*„Die **Mit**ter**nacht** zog **nä**her **schon**;*
*In **stum**mer **Ruh** lag **Ba**by**lon**.*
*Nur **o**ben **in** des **Kö**nigs **Schloß**,*
*Da **flack**ert's, da **lärmt** des **Kö**nigs **Tross**.*
*Dort **o**ben **in** dem **Kö**nigs**saal***
*Bel**sa**zar **hielt** sein **Kö**nigs**mahl** […]“*
(Heine in Echtermeyer/von Wiese 1982, 429)

Als Beispiel für einen vierhebigen Trochäus hier der Anfang von James Krüss „Das Feuer“:

*„**Hörst** du, **wie** die **Flam**men **flüs**tern,*
***knick**en, **knack**en, **krach**en, **knis**tern,*
***wie** das **Feu**er **rauscht** und **saust**,*
***bro**delt, **brut**zelt, **brennt** und **braust**? […]“*
(Krüss 1989, 29)

Interessant ist auch die Kombination aus regelmäßigem Metrum ohne Reim am Ende des Verses. Dies kommt im sog. Blankvers vor (von englisch „blank“: „leer“, damit ist der fehlende Reim gemeint). Er ist ein fünfhebiger Jambus. Als Beispiel hier der Beginn der Ringparabel aus Lessings „Nathan der Weise“:

*„Vor **grau**en **Jah**ren **lebt’** ein **Mann** in **Os**ten,*
*Der **ei**nen **Ring** von **un**schätz**ba**rem **Wert***
*Aus **lie**ber **Hand** be**saß**. Der **Stein** war **ein***
***O**pal, der **hun**dert **schö**ne **Far**ben **spiel**te, [...]“*
(Lessing 1969, 71f)

Hörbeispiel 66: „Ringparabel“ – Wirkung des Zeilensprunges)

Ein vierhebiger Daktylus mit Auftakt begegnet uns in Goethes „Hochzeitlied“:

*„Wir **sin**gen und **sa**gen vom **Gra**fen so **gern**,*
*Der **hier** in dem **Schlo**sse ge**hau**set,*
*Da **wo** ihr den **En**kel des **se**ligen **Herrn**,*
*Den **heu**te ver**mähl**ten be**schmau**set [...]“*
(Goethe 1982, 280)

Hörbeispiel 10: „Hochzeitlied“ – Rollen- und Tonlagenwechsel)

Der sog. Hexameter (griechisch „hexámetron“, wörtlich „Sechs-Maß“) ist ein sechshebiger Daktylus, den Goethe in „Reineke Fuchs“ verwendet hat. Allerdings finden wir nach manchen Hebungen nur *eine* unbetonte Silbe. Der Rhythmus bleibt dennoch erhalten, wenn wir beim Sprechen eine kleine Verzögerung einbauen. Zum Beispiel heben wir dadurch zu Beginn des zweiten Verses „Feld“ und „Wald“ besonders hervor – dies wird gleichzeitig durch den Zeilensprung (Enjambement) unterstützt.

„Erster Gesang.
***Pfing**sten, das **lieb**liche **Fest**, war ge**kom**men! es **grün**ten und **blüh**ten*
***Feld** und **Wald**; auf **Hü**geln und **Höhn**, in **Bü**schen und **He**cken*
***Üb**ten ein **fröh**liches **Lied** die **neu**er**mun**terten **Vö**gel;*
***Je**de **Wie**se **spro**ßte von **Blu**men in **duf**tenden **Grün**den,*
***Fest**lich **hei**ter **glänz**te der **Him**mel und **far**big die **Er**de [...]“*
(Goethe 1975, 9)

Hörbeispiel 15: „Reineke Fuchs“ – rhythmisches Sprechen am Beispiel des Hexameters

Der Hexameter spielt noch eine besondere Rolle im sog. Distichon. In dieser Strophenform treten immer zwei sechshebige Verse zusammen auf. Im zweiten allerdings fehlt typischerweise nach der dritten Hebung eine Senkung, sodass eine Staupause, ein sog. Hebungsprall entsteht: Dritte und vierte Hebung folgen direkt aufeinander und sorgen so für eine besondere Betonung, einen spannungsmäßigen Höhepunkt in diesem Zweizeiler. Schiller hat für die Beschreibung des Distichons genau diese Form gewählt:

„Das Distichon
Im *Hex**a**meter* ***steigt*** *des* ***Spring****quells* ***flüssige Säu****le,*
Im *Pen**ta**meter* ***drauf fällt*** *sie me**lo**disch her**ab**.“*
(Schiller in Braak 1980, 125)

Hörbeispiel 16: „Das Distichon“ – die Wirkung des Hebungspralls

Genau genommen ist der Begriff „Pentameter“ (von griechisch „pente“ = „fünf“ und „metron“ = „Maß“) irreführend. Es handelt sich nämlich sehr wohl um einen sechshebigen Vers, der allerdings nach der dritten und nach der sechsten Hebung keine unbetonte Silbe mehr kennt. Er kommt auch fast ausschließlich im Zusammenhang mit dem Distichon vor. Die in Kapitel 2.2.4 („Zur Beschäftigung mit Literatur anregen“) zitierten Römischen Elegien von Goethe (s. Hörbeispiel 3: „Römische Elegie III“ – lockerer Umgang mit klassischer Form) bestehen übrigens aus diesen Distichen.

Am Ende dieses Kapitels beschäftigen wir uns noch mit dem Sonett. Diese Strophenform besteht aus 14 Versen, die i. d. R. entweder im Schema 4-4-3-3 angeordnet sind oder 4-4-4-2 (typisch bei Shakespeare). August Wilhelm Schlegel hat das Sonett in Form eines Sonetts beschrieben:

„Das Sonett
Zwei Reime heiß' ich viermal kehren wieder
Und stelle sie, geteilt, in gleiche Reihen,
Daß hier und dort zwei, eingefaßt von zweien,
Im Doppelchore schweben auf und nieder.

Dann schlingt des Gleichlauts Kette durch zwei Glieder
Sich freier wechselnd, jegliches von dreien.
In solcher Ordnung, solcher Zahl gedeihen
Die zartesten und stolzesten der Lieder.

Den werd ich nie mit meinen Zeilen kränzen,
Dem eitle Spielerei mein Wesen dünket
Und Eigensinn die künstlichen Gesetze.

Doch wem in mir geheimer Zauber winket,
Dem leih' ich Hoheit, Füll' in engen Grenzen
Und reines Ebenmaß der Gegensätze."
(Schlegel in Braak 1980, 158)

Diese sehr strenge Form war schon zu Zeiten Goethes umstritten. Sein Gedicht „Natur und Kunst" (zu Beginn des Kap. 1.2 „‚Natürlich'?!") hat er übrigens auch in Sonettform verfasst. Johannes R. Becher hat ebenfalls in einem Sonett über diese Strophenform nachgedacht. Und seine Gedanken sind wunderbar geeignet, dieses Kapitel über die Bedeutung der Form abzuschließen:

„Über das Sonett
Ich hielt gar lange das Sonettgeflecht
Für eine Form, veraltet und verschlissen,
Die alten Formen habe ich zerrissen
und dichtete mir neue, schlecht und recht.

Die neuen Formen, waren sie denn echt?
Und prägten sie der neuen Zeit Gewissen?
Die Form zu ändern allzusehr beflissen,
Ward ich dem neuen Wesen nicht gerecht.

Wenn ihr die alten Formen so zerbrecht
Und wenn ihr meint, ein neues Formgepräge
Nur täte not, die alte Form sei träge

Und durch Gebrauch und Mißbrauch abgeschwächt:
Bedenkt, die neuen Formen, die beginnen,
Entstehen, uns kaum sichtbar und von innen."
(Becher 1966, 703)

2.4 Was erwarten unsere Zuhörer?

„Ihr wißt, auf unsern deutschen Bühnen
Probiert ein jeder, was er mag;
Drum schonet mir an diesem Tag
Prospekte nicht und nicht Maschinen!
Gebraucht das groß' und kleine Himmelslicht,
Die Sterne dürfet ihr verschwenden;

An Wasser, Feuer, Felsenwänden,
An Tier und Vögeln fehlt es nicht.
So schreitet in dem engen Bretterhaus
Den ganzen Kreis der Schöpfung aus
Und wandelt mit bedächtger Schnelle
Vom Himmel durch die Welt zur Hölle!"
(Goethe 1980, 13)

Ist es das? Erwarten auch unsere Zuhörer etwas Spektakuläres? Wenn wir an Poetry-Slam denken (s. Kap. 2.2.4 „Zur Beschäftigung mit Literatur anregen"), an die ganze Eventkultur und die immer bizarreren Talentshows, dann müssen wir diese Frage wohl mit „ja" beantworten. Zumindest scheint es oft nicht zu reichen, einfach ein Buch in die Hand zu nehmen und vorzulesen. Oder unterliegen wir da einem Irrtum? Können wir vielleicht das Vorlesen selbst zu einem solchen Ereignis werden lassen, dass unsere Zuhörer keinen besonderen Rahmen benötigen? Möglich ist das schon ... Denken wir doch an die Momente der frischen Verliebtheit, in denen wir nichts Größeres kennen, als mit der geliebten Person beisammen zu sein – im Hauseingang, in einer Menschenmenge, sogar im Regen oder wo auch immer. In solchen Augenblicken sind wir schlicht und einfach im Hier und Jetzt, spüren uns gegenseitig, genießen, und jedes Beiwerk würde nur stören. Wenn wir solch eine intensive Intimität bewirken können, eine direkte Kommunikation von Herz zu Herz, dann spielen diese spektakulären, äußerlichen Effekte keine wesentliche Rolle mehr – wobei das nicht unbedingt heißen soll, dass wir auf sie verzichten müssen. Wir müssen „nur" dafür sorgen, dass sie von unserem echten, authentischen Gefühl getragen sind und keine leere, entäußerte Hülle bedeuten.

Wie können wir nun möglichst konkret die Frage beantworten, was unsere Zuhörer erwarten? Um situationsgerecht agieren zu können, müssen wir uns bei einer gründlichen Vorbereitung die Frage stellen, ob wir es mit Eltern (Vätern und/oder Müttern) oder Kindern zu tun haben, Vorgesetzten oder Untergebenen, Geschäftspartnern oder Konkurrenten, Verkäufern oder Konsumenten, Lehrern oder Schülern, Heilenden oder Kranken, Sieger- oder Verlierertypen, „Zu-kurz-Gekommenen" oder Machern, „Kümmerern" oder Personen, die gern über unliebsame Dinge hinweggehen. Dabei spielen deren Lebensalter, Lebenserfahrung, Selbstbild, Selbstbewusstsein, Selbstsicherheit, emotionaler Hintergrund und die jeweilige Gestimmtheit eine wichtige Rolle. Und: Lesen wir Einzelnen oder einer Gruppe vor? Sind uns die Adressaten bekannt oder unbekannt? Und nicht zuletzt: Kennen sie diesen Text und haben sie ihn bereits einmal gehört? Und wenn ja – von wem?

Erst wenn wir die Vorbereitung abgeschlossen haben und vor den Zuhörern stehen oder sitzen, können wir merken, ob wir mit unserer Einschätzung richtig lagen. Und selbst jetzt können sie sich aus irgendwelchen Gründen unerwartet interessiert oder abgelenkt, erfreulich wohlwollend oder erschreckend ablehnend zeigen. Wenn wir nun im Hier und Jetzt des Vorlesens erfolgreich sein wollen, müssen wir auf jeden Fall bereit sein, uns auf die aktuellen Erwartungen der Zuhörenden einzulassen. Sicher dürfen wir uns dann auch fragen, wie weit wir uns von den Vorlieben des Publikums fremdbestimmen lassen wollen. Was ist mit unserer Interpretation, die wir *für uns(!)* entwickelt haben? Entspricht es uns, so „opportunistisch" zu sein? Ist es wirklich notwendig, so spontan und flexibel zu sein?! Zumindest müssen wir einkalkulieren, dass eine Situation entsteht, die wir vorher so nicht erwartet haben. Entweder passen wir dann unsere sprecherische Interpretation des Textes den Zuhörern entsprechend an, oder wir schaffen es, sie durch eine geschickte Moderation für den Text in unserer vorbereiteten Fassung zu begeistern. Wir können auch versuchen, uns nicht beirren zu lassen, und darauf vertrauen, dass wir sie am Ende überzeugt haben werden.

Alles das ist denkbar, fordert von uns aber gleichermaßen, die Situation durch eine gewisse Flexibilität souverän zu bewältigen. Was wäre die Alternative? Im schlimmsten Fall droht eine Abstimmung mit den Füßen, und unsere Zuhörer sind verschwunden. Dann nützen auch die beste Vorbereitung, die ausgefeilteste Interpretation und auch unser Beharren auf unserem authentischen Ausdruck nicht.

2.4.1 Am „Du" orientieren

„Unsere Gefühle suchen stets nach einer Antwort. Wenn wir lachen, möchten wir, daß unser Gegenüber mitlacht. Wenn wir weinen, tröstet es uns, wenn ein anderer mitfühlt. Wenn wir zornig sind, brauchen wir einen Gegner, der mit uns streitet. Jedes Gefühl, das keine Antwort von einem Gegenüber findet, fällt ins Leere. Es verklingt wie eine Melodie ohne Echo, wie die Saite eines Instruments ohne Resonanzboden, wie ein Grundton ohne Obertöne. Die Farben des Gefühls verstumpfen." (Chu 1994, 119)

Wenn wir als Vater oder Mutter, Oma oder Opa einem Kind eine Gutenachtgeschichte vorlesen, dann kommt es sicher nicht darauf an, den Text formal korrekt zu interpretieren. Es kommt noch nicht einmal auf den Text selbst an, sondern auf die besondere, ritualisierte Zuwendung, die das Kind durch das regelmäßige Vorlesen erfährt, die ihm Sicherheit gibt und die es vertrauensvoll in den Schlaf gleiten lässt. Dabei kann es bei wiederholtem Vorlesen desselben Textes dann durchaus dazu kommen, dass das Kind Textfehler sofort als Irritation erlebt und kritisiert: „Das heißt aber nicht..." In einer solchen Situation dient das Vorlesen fast ausschließlich der Kommunikation „von Herz zu Herz", und alle anderen inhaltlichen und formalen Aspekte werden davon überstrahlt. Wir können sogar so weit gehen und sagen, dass ohne diese „beherzte" Grundhaltung etwas Wesentliches fehlen würde.

In einer ähnlichen Situation befinden wir uns, wenn wir in Krankenhäusern, Altenheimen und jeder anderen pflegenden und betreuenden Situation Zuhörern vorlesen, die in ihrer Aufnahmefähigkeit quantitativ oder qualitativ eingeschränkt sind. In diesen Fällen können wir vorab nur vermuten, in welchem Ausmaß unsere Zuhörenden die Inhalte aufnehmen können. Wir könnten also zum einen zu lang, zu schnell, zu leise und / oder zu betont lesen und zum anderen zu komplexe, zu wenig vertraute und situativ zu wenig angebundene Inhalte anbieten. Allerdings wäre es fatal, wenn wir zu schlichte Inhalte wählen und unsere Zuhörer sich dadurch abgewertet oder nicht ernst genommen fühlen. Versuchen wir demnach an dieser Stelle, durch unsere

Art der Gestaltung das Verstehen auch komplexerer Literatur zu ermöglichen. Zum Beispiel können wir

- die Texte parallel auch in schriftlicher Form anbieten, sodass ein Mitlesen möglich wird,
- für ausreichende Lautstärke und ein gut sichtbares Mundbild sorgen (sofern wir von leichten bis mittelgradigen Schwerhörigkeiten ausgehen müssen),
- Bilder zur strukturierenden oder illustrierenden Unterstützung einsetzen.

Bei einem gänzlich anders gearteten Publikum – Studierende der Germanistik, Deutschlehrer, Theologen, Literaturliebhaber – spielen Auswahl, Interpretation und behutsame Gestaltung der Texte wahrscheinlich sogar eine größere Rolle als die emotionale Komponente, die gleichwohl nicht fehlen sollte. Lesen wir bei ausgelassenen Festen und Feiern, dürfen wir in den Darstellungen ruhig schon einmal überzeichnen und humoristischen, satirischen, manchmal auch schlüpfrigen und provozierenden Texten den Vorzug geben. Ein Freibrief ist das allerdings auch nicht, und wir tun gut daran, im Vorfeld abzuklären, wie humorvoll und selbstironisch die Zuhörenden wohl sind.

Bei allem Respekt für unsere Zuhörer sollten wir allerdings auch nicht zu ängstlich auf mögliche negative Reaktionen achten. Erstens könnten wir dabei Äußerungen Einzelner überbewerten. Zweitens kommt es erfahrungsgemäß durchaus vor, dass wir am Ende eines Programmes, bei dem die Zuhörer eher reserviert erscheinen, positive Rückmeldungen von ihnen erhalten. Vielleicht sind sie überrascht, dass sie von etwas Unbekanntem begeistert werden oder dass etwas, das ihnen zuerst unzugänglich erschien, sich nun plötzlich relativ leicht erschließt.

2.4.2 Jedem das Seine?!

„Die Masse könnt Ihr nur durch Masse zwingen,
Ein jeder sucht sich endlich selbst was aus.
Wer vieles bringt, wird manchem etwas bringen;
Und jeder geht zufrieden aus dem Haus [...]
Und seht nur hin, für wen Ihr schreibt!
Wenn diesen Langeweile treibt,
Kommt jener satt vom übertischten Mahle,
Und, was das Allerschlimmste bleibt,
Gar mancher kommt vom Lesen der Journale.
Man eilt zerstreut zu uns, wie zu den Maskenfesten,
Und Neugier nur beflügelt jeden Schritt;
Die Damen geben sich und ihren Putz zum besten
Und spielen ohne Gage mit [...]
Der, nach dem Schauspiel, hofft ein Kartenspiel,
Der eine wilde Nacht an einer Dirne Busen!
Was plagt ihr armen Toren viel
Zu solchem Zweck, die holden Musen?“
(Goethe 1980, 9f)

Wenn wir in der Situation sind, für ein unbekanntes Publikum, für eine ausgesuchte Gruppe an Zuhörern oder für einen bestimmten Anlass Texte zusammenzustellen und sie dann vorzulesen, sollten wir gut abwägen: Wie viel spezifischen Aufwand wollen wir treiben? Wir dürfen immer davon ausgehen, dass sich unsere Zuhörer in dem Spannungsfeld bewegen, sich einerseits über Momente des Wiedererkennens zu freuen – und andererseits neue Anregungen zu suchen.

Wenn wir in einem ländlichen Umfeld oder bei Zuhörern vorlesen, die aus anderen Gründen selten etwas Derartiges erleben können, wird Goethes Theaterdirektor recht haben, wenn er sagt: „Wer vieles bringt, wird manchem etwas bringen". Hier bieten sich also Querschnittprogramme an, in denen verschiedene Epochen, Themen und Stile vielleicht einem Motto untergeordnet sind.

Anders in einem städtischen Umfeld oder dort, wo die Zuhörer häufig Gelegenheit haben, Rezitationsprogramme zu erleben: Hier kommt es sicher darauf an, originell zu sein und nicht zum 23. Male die immer gleichen „Klassiker" zu bieten. Wenn wir zudem an die wachsende Zahl von Rezitationsveranstaltungen und Hörbüchern denken, können die Zuhörer allein durch die Angebotsvielfalt ihren Vorlieben folgen. Insofern werden wir uns auf Dauer durch etwas „Eigen-artiges" von anderen Vorlesern unterscheiden müssen. Wir tun also gut daran, unsere ganz eigene Art des Vorlesens zu entwickeln, um uns durch unsere Alleinstellungsmerkmale auszuzeichnen. Und grundsätzlich sollten wir bedenken, dass wir sowieso nicht allen Zuhörern gerecht werden können.

2.5 Wie anspruchsvoll möchten wir sein?

Als Mutter und Vater, Oma und Opa, Lehrer und Schüler, als Redner, Moderator, Lektor, als Schauspieler, Rezitator und Hörbuchsprecher – im professionellen wie auch im privaten Kontext gibt es genügend Gründe, das Vorlesen als anspruchsvoll anzusehen. Es geht immer um das angemessene Zusammenspiel unserer inneren Haltung mit der Art unserer Zuwendung, unserer Interpretation mit deren formaler Umsetzung und unserer praktischen Gestaltung – vor allem, wenn es uns ein Bedürfnis ist, in den verschiedenen Lebenssituationen stets mit ganzem Herzen bei der Sache zu sein. Und um in diesem Sinne noch einmal auf die Gutenachtgeschichte in Kapitel 2.4.1 („Am ‚Du' orientieren") zurückzukommen: Gerade das einschlafende Kind wird fein registrieren, ob wir uns auf seine Bedürfnisse wirklich einlassen.

2.5.1 Prima vista

Eine besonders herausfordernde Lesesituation besteht darin, „prima vista" vorzulesen. Das nachvollziehende Sprechdenken (s. Kap. 1.2.2 „Wie sprechen wir denn spontan?") – und hiermit ist das sinnerschließende Vorlesen gemeint – ist bei einem unbekannten Text „auf den ersten Blick" recht schwer. So müssen wir im ersten Schritt zwangsläufig langsamer sprechen, um allein schon für uns selbst beim Lesen den Sinn zu erschließen, die Artikulation flüssig zu koordinieren und die inneren

Bilder Schritt für Schritt entwickeln zu können. Und wir müssen uns diese Zeit nehmen – auch wenn wir sonst z. B. schneller zu sprechen gewohnt sind. Mit einem redundanten Text werden wir uns dabei natürlich entsprechend leichter tun als mit einem hochkomplexen wissenschaftlichen oder einem literarisch anspruchsvolleren. Gerade dann, wenn wir authentisch sein wollen, können wir den Text eben nur in der eingeschränkten, ästhetisch wahrscheinlich unbefriedigenden Annäherung zum Ausdruck bringen, die uns aktuell „auf die Schnelle" möglich ist. Wir dürfen gerade dann nicht so tun, als ob wir den Text gut kennen würden und ihn besser vorbereitet hätten, als es tatsächlich der Fall ist. Wir dürfen, ja, wir müssen uns sogar die Freiheit gönnen, alles das zu tun, was uns das Erfassen dieses unbekannten Textes beim Vorlesen erleichtert:

- das Tempo reduzieren und
- mehr Pausen einlegen.

Generell werden wir mit zunehmender Routine immer eher in der Lage sein, den unmittelbar folgenden Text vorausschauend bereits während des Lesens zeilenweise zu erfassen und somit den Lesefluss zu verstetigen. Und selbst dann bleibt es hilfreich, z. B. mit einem Lineal oder Stift, einem Lesezeichen oder einfach mit dem Finger die Zeilen zu verfolgen. Auf diese Weise können wir die Suchbewegungen der Augen effizienter lenken. Sollten wir dann befürchten, unbeholfen und unprofessionell zu wirken, können wir uns das Verhalten professioneller Sprecher vor Augen führen, die oft genug auch auf solche Hilfen zurückgreifen. Und allemal ist ein solcher „Fingerzeig" günstiger als das Stocken, wenn wir den Überblick über den Text verloren haben. Auf jeden Fall müssen wir mit diesen Einschränkungen und dem zusätzlichen Aufwand rechnen – oder wir verzichten darauf, prima vista zu lesen, und schauen uns den Text vorher eben an.

Dies ist nun aber überhaupt nicht möglich, wenn wir im Fernsehen oder bei Großveranstaltungen moderieren und vom Teleprompter ablesen müssen. Dieses Gerät befindet sich vor der Kamera bzw. vor dem Publikum. Die Zuschauer nehmen den Teleprompter bestenfalls als durchsichtige Scheibe wahr, auf die dann (und nur für uns als Sprecher sichtbar) der Text projiziert wird. Wir schauen also auch gewissermaßen zu den Zuschauern bzw. in die Kamera – scheinbar „direkt" in die Augen der Zuschauer. Der Text kann manuell Seite für Seite wie in einer PowerPoint-Präsentation weitergeschaltet werden oder flüssig durchlaufen. Dabei können wir die ganze Textseite sehen, und der Text rückt allmählich nach oben – die Centerzeile, die wir aktuell lesen, bleibt aber immer in der Mitte. Hilfslinien können angezeigt werden. Ein mögliches Problem bei Live-Sendungen besteht darin, dass der jeweilige Redakteur berechtigt ist, auch noch unmittelbar Textänderungen und -ergänzungen vorzunehmen: Ein Überraschungseffekt ist also möglich.

Der Sinn des Ganzen besteht nun darin, den Eindruck zu erwecken, wir würden Blickkontakt mit den Zuschauern suchen. Tatsächlich aber bleibt unser Fokus auf die Sätze davor gerichtet. Dies kann bei den Zuschauern den Eindruck erwecken, wir seien merkwürdig abwesend und distanziert. Wir wenden uns ihnen ja auch nicht wirklich zu! Der Umgang mit dem Teleprompter erfordert also offensichtlich einige Übung und Routine.

2.5.2 Spontan variieren

Wenn es uns nicht möglich ist, „zweimal in denselben Fluss" zu steigen, dann werden wir ja zwangsläufig stets neue Variationen schaffen – ob wir das wollen oder nicht. Diese Erkenntnis steht nun in krassem Gegensatz zu einigen sprecherzieherischen Werken, in denen sog. Notationssysteme vorgeschlagen werden. Wir sollen

- die Stellen markieren, an denen wir atmen dürfen,
- die betonten Silben hervorheben,
- Tonhöhenbewegungen festlegen,
- Pausen definieren und fixieren.

Ein solches Notationssystem finden wir in Kapitel 3.1.6 („Wir setzen Akzente", Abschnitt „Notation"). Für die Dokumentation und Beschreibung von Sprechfassungen können wir solche Transkriptionselemente auch wunderbar nutzen. Planen wir aber, in jeder Situation auf dieselbe Weise zu funktionieren, übersehen wir den lebendigen, prozesshaften Charakter unseres Sprechens, das ja situativ gesteuert ist. Machen wir uns klar: Je nach Tagesform sind wir angespannter oder gelöster, lang- oder kurzatmiger. Und wollen wir z. B. „atemrhythmisch angepasst" sprechen, so müssen wir in kurzatmigen Momenten die Länge der Phrasen, die wir auf einen Atem sprechen, deutlich verkürzen – und das passt dann womöglich nicht mehr zu den notierten Atemzäsuren, die wir in der Probensituation im „stillen Kämmerlein" ohne Stress entwickelt haben. Außerdem werden wir z. B. ein Gedicht wie Goethes „Zauberlehrling" je nach Zuhörerschaft einmal märchenhafter, ein anderes Mal dramatischer oder ironischer gestalten. Für jede zu erwartende Variation müssen wir dann eine eigene Notation erstellen – abgesehen von den Unwägbarkeiten, die jede Situation mit sich bringt: eigene Unpässlichkeit, Zeitdruck, technische Schwierigkeiten, Unruhe oder Heiterkeit bei den Zuhörern etc.

Das ist nun keineswegs ein Plädoyer dafür, gänzlich unvorbereitet an die Textinterpretation heranzugehen. Wir müssen schon wissen, spüren und körperlich verlässlich umsetzen, was wir mit dem Text wem gegenüber zum Ausdruck bringen wollen. Und wenn wir eine solch eindeutige Haltung zum Text entwickelt haben, dann werden sich die Variationen in unserer Gestaltung sicher in Grenzen halten. Gleichzeitig benötigen wir allerdings die Offenheit, diese Aussageabsicht auch in unterschiedlichen Nuancen zu realisieren. Auf diese Weise immer etwas anders vorzulesen, lässt uns nicht unprofessionell erscheinen, sondern wir zeigen im Gegenteil unsere Souveränität und bleiben wach und aufmerksam. Zudem bietet eine solche Interpretation auch immer überraschende, spannende Momente für die Zuhörer und führt vielleicht sogar zu Deutungsmöglichkeiten, die sonst unerschlossen geblieben wären. Also: nur Mut!

2.5.3 Perfekt reproduzieren

Nach all dem bisher Dargestellten scheinen perfekte sprecherische Reproduktionen ja gar nicht möglich. Aber stellen wir uns folgende Situationen vor:

- Wir sprechen für einen Werbespot, einen Urlaubs- oder Dokumentarfilm einen vorgegebenen Text passend zur Bildfolge.
- Wir sprechen in einem sog. Melodram, einem Musical, einem Rap oder einem anderen Musikstück eine in die Komposition eingebundene Passage.
- Wir produzieren ein Hörbuch.

Wir müssen also eine bestimmte Textmenge in einer bestimmten Zeitspanne sprechen. Im Musikstück geben dabei die Noten und die Taktstriche die zeitliche Gliederung vor. Beim Filmen heißt die Zeitvorgabe „Timecode" und ist in Sekundenangaben an den Textpassagen vermerkt bzw. wird im Video mit eingeblendet. Wir müssen also gleichzeitig den Text ablesen, den Monitor im Blick haben und in der angemessenen Weise ins Mikrofon sprechen. Für eine Hörbuchproduktion ist die zeitliche Vorgabe vielleicht etwas flexibler, doch die kalkulierte Gesamtdauer des Werkes darf auch nicht überschritten werden, da sonst der Datenträger nicht ausreicht. Für unsere Gestaltung bestehen also schon einmal klare zeitliche Vorgaben. Darüber hinaus müssen wir berücksichtigen, welche anderen hörbaren Elemente bereits fertig produziert sind und verbindlich den gestalterischen Rahmen vorgeben. Dies gilt ebenso bei einer Hörbuchproduktion wie auch bei einer musikalischen Aufführung, wenn wir zudem der Interpretation von Regisseur und Dirigent folgen müssen.

Eine weitere große Herausforderung bringen Aufnahmen im Tonstudio mit sich. Zum einen haben wir nur eine begrenzte Zeit zur Verfügung, müssen also gemäß den Planungen sehr treffsicher sprechen. Falls wir darüber hinaus für die Aufnahmen mehrere Termine benötigen, müssen wir besonders darauf achten, dass wir immer wieder in derselben Weise klingen, passend in Tempo und Lautstärke.

Für diese Situationen müssen wir also doch nahezu identische Sprechfassungen oder Sprechweisen abliefern. Damit das zumindest weitgehend gelingen kann, müssen wir in allen Aspekten der Sprechsituation sehr diszipliniert für *möglichst* gleiche Bedingungen sorgen. Im Sinne des Situationsmodells des Gespräches (s. Anfang Kap. 2 „Jedes Mal anders?") müssen wir also alle neun W-Fragen gleichermaßen berücksichtigen. Insbesondere fordert dies von uns:

- eine stabile physische Leistungsfähigkeit: Wir sind wenig störanfällig und konditionell stark;
- die Fähigkeit, uns emotional und kognitiv auf die textlichen Erfordernisse vollständig und weitgehend unabhängig von unseren aktuellen Lebensumständen einzulassen;
- die jeweilige Interpretation stark zu verinnerlichen;
- eine immer gleiche Intensität, mit der wir uns den Zuhörern zuwenden (im Studio den dann imaginierten Zuhörern);
- ein starkes Selbst-Bewusstsein für unsere Sprechqualität. Dabei geht es vor allem um unsere mittlere Sprechtonhöhe, die Modulation, die Klangfarbe unserer Stimme, die Lautstärke, das Tempo und den Rhythmus, die Färbung und Deutlichkeit der Artikulation (insbesondere auch der Endsilben) sowie die Betonung;
- im Tonstudio einen penibel gleichen Umgang mit dem Mikrofon: Wesentlich sind dabei ein gleicher Abstand und ein gleicher Winkel;

- eine größtmögliche Gelassenheit gegenüber den aktuellen Reaktionen des Publikums und eventuellen Störungen.

2.5.4 Extreme darstellen

Mancher Text lädt uns förmlich dazu ein, auch einmal zu brüllen, zu röhren, zu schreien, zu kreischen, zu quietschen, zu piepsen, zu pressen, zu hauchen, zu röcheln, zu knödeln, zu nuscheln, zu näseln, zu knarren, zu japsen oder zu hecheln. Grundsätzlich erscheint es sinnvoll, mit den gestalterischen Mitteln behutsam umzugehen. Unsere Zuhörer fühlen sich dann eher ermuntert, selbst das Gehörte fantasievoll auszugestalten – und wir sparen Kraft. Zuweilen aber reizt sicher auch einmal der Umgang mit gestalterischen Grenzerfahrungen. In Geschichten, Märchen oder Romanen, in denen viele verschiedene Personen vorkommen, bietet es sich auch an, diesen verschiedene Sprechweisen zuzuordnen. Das müssen wir nun nicht in extrem unterschiedlichen Varianten tun, manchmal reichen auch ganz leichte Unterschiede in Tempo, Artikulation, Stimmklang und -höhe.

Für den Normalfall des Vorlesens ist es daher ausreichend, mit den stimmlichen Varianten zu gestalten, die uns im Alltag mit seinen verschiedenen Situationen sowieso zur Verfügung stehen. Um diese Facetten zu aktivieren, müssen wir nur einmal unsere Achtsamkeit auf unsere Morgen-, Kater-, Flirt-, Stress-, Glücks-, Erstaunens-, Ärger-, Wut-, Trauer-, Trost- und Müdigkeitsstimme lenken. Mit ein wenig Vorstellungsgabe und Einfühlungsvermögen können wir uns dann beim Vorlesen in den gewünschten Zustand hineinversetzen und werden dann auch dementsprechende Stimmklänge produzieren können. Schauspieler erlernen ihre Fertigkeit, bestimmte Emotionen „auf Knopfdruck" abzurufen, auf genau diese Weise: *Sie trainieren ihr emotionales Gedächtnis.*

Je größer die Zahl der verschiedenen Personen allerdings wird, umso mehr Facetten müssen wir ins Spiel bringen. Der Schauspieler Rufus Beck hat mit seiner Sprechgestaltung der „Harry Potter"-Hörbücher für den überzeugenden Umgang mit zig verschiedenen Personen sicher ein wundervolles Beispiel gegeben. Eine solch differenzierte und komplexe Gestaltung erfordert natürlich intensive Vorbereitung und auch einen sprecherischen Facettenreichtum, virtuose Wandlungsfähigkeit und hochkonzentrierte Disziplin, wie wir sie nur nach langjähriger Ausbildung und Erfahrung erwarten können. Wen sollte es da wundern, dass wir für sprecherische und stimmliche Extreme, wie sie in Schauspiel, modernem Musiktheater und Vokalimprovisation erforderlich sind, auch ein besonderes Training benötigen.

> Ein besonders interessantes Beispiel für ein solches Training ist die Arbeit von Alfred Wolfsohn und Roy Hart. Wolfsohn hatte Mitte der 50er-Jahre für die „Stimme der Zukunft" einen drei- bis fünfmal größeren Tonumfang für möglich erklärt, als wir ihn normalerweise kennen. Ein Tonumfang von zweieinhalb Oktaven erscheint schon eher als Ausnahme, sodass der Vier-Oktaven-Umfang der sog. „peruanischen Nachtigall", der Sängerin Yma Sumac, schon als kurios und abnorm galt. Wolfsohns Meisterschülerin, die 24-jährige Engländerin Jenny Johnson, und auch Roy Hart, der Wolfsohns Arbeit fortführte, konnten

> diesen Umfang noch einmal deutlich erweitern. Johnson ist z.B. in Tonaufnahmen mit Ausschnitten aus der „Zauberflöte" von Mozart zu hören: einmal mit der für eine Sopranstimme vorgesehenen Koloratur-Arie der Königin der Nacht, dann mit der Tenorpartie des Tamino und zuletzt mit den Bass-Arien des Sarastro(!). Roy Hart gehörte zu den wenigen virtuosen Stimmakrobaten, die den „Versuch über Schweine" (Henze 1968), ein Werk für Sprecher und Orchester, realisieren können. Hier ist der Sprecher gefordert, vom tiefsten Strohbass bis in den höchsten Diskant zu wechseln – und dies in hohem Tempo.

Wolfsohn behauptete, wir alle würden eine zumeist ungenutzte stimmliche Kapazität von fünf bis sieben Oktaven besitzen, die wir hauptsächlich aufgrund von Angstgefühlen gegenüber exponierten Tönen nicht realisieren. Das Training besteht also zu einem Großteil darin, die Angst vor hohen und tiefen Tönen und andere im Unterbewusstsein hemmende Faktoren abzubauen. Deshalb bewerten wir z. B. jegliche stimmlichen Facetten positiv und nutzen ganz bewusst die sog. „dark voices" (Stimmklänge, die wir üblicherweise als hässlich empfinden) als legitimen, gewünschten Ausdruck. Wir erweitern auf diese Weise unsere Bandbreite an stimmlichen Charakteren und Stimmungen enorm. Wenn wir uns dann über diese bisher ungenutzten und unbewussten Ausdrucksfacetten uneingeschränkt freuen, brauchen wir i. d. R. auch nicht zu befürchten, uns damit zu schaden. Denn so wie die Angst vor den „dark voices" dazu führt, dass wir sie gar nicht erst erklingen lassen, so erreichen wir durch einen mutigen und selbstbewussten Umgang mit diesen ungewohnten Klängen eine gesunde Balance zwischen extremer Herausforderung und achtsamer Sorge.

2.5.5 Pathos und Zeitgeist

„Niederlage
Ein stolzes Volk ist seines Ruhms beraubt.
Genauer:
Das ganze Volk verbirgt sein Haupt
in tiefer Trauer.
Jäh ward es von dem Schicksalsschlag
getroffen –
es weint. Es klagt. Und niemand mag
mehr hoffen.
Nichts nützt es, daß es einst der Großen viel
Geboren:
Es hat im letzten Fußball-Länderspiel
Verloren!"
(Strahl 1981, 99)

Wie sprechen wir diesen Text? Die Form lädt doch geradezu dazu ein, eine getragene Sprechweise zu wählen, leicht rhythmisiert, mit leichter Überbetonung der starken Begriffe. Die Pointe am Ende entlarvt dann die Harmlosigkeit des Themas (das kann auf diese Weise natürlich nur ein Fußballignorant behaupten). Dass solche großen

Gefühlsausdrücke aber für ein Publikum attraktiv sind, erleben wir in zahllosen rührseligen Talk- und Gerichtsshows, in Castingshows, die es darauf anlegen, die Teilnehmenden in emotionale Ausnahmezustände zu bringen, und in Urwaldcamps mit derselben Zielsetzung – dazu noch in Big-Brother-Manier. Der konkrete Umgang mit pathetischer Sprechweise abseits von solch spektakulären Veranstaltungen ist allerdings ein heikles Unterfangen. Die Gefahr ist groß, dass dieser emphatische, große Gestus übertrieben, unecht, gekünstelt und im schlimmsten Fall als Platitüde wirkt: „hohles" Pathos. Dabei erwarten wir zu Recht bei einer Festrede, Preisverleihung oder Laudatio eine sehr gehobene, festlich-formale Sprechweise. Damit wird der Redetext vom alltäglichen Umgangston respektvoll abgesetzt und drückt die besondere Situation angemessen aus – im Prinzip …

Doch erscheint das oft als ein sehr zweischneidiges Schwert. Denn es ist durchaus eine Kunst und erfordert einen gewissen Mut, wenn wir in einer solchen Situation nicht nur pflichtschuldig große Worte wählen, sondern tatsächlich dafür sorgen, dies aus innerster Überzeugung und mit echtem Gefühl zu tun. Es geht gerade in solchen Momenten und trotz aller Förmlichkeit darum, von Herz zu Herz zu sprechen. Und das gelingt in einer direkten, schlichten Art wesentlich glaubwürdiger. Wenn das aber so ist – woher kommt dann die Neigung zum großen Ton?

In früheren Zeiten, als die Möglichkeiten der Mikrofontechnik nur sehr eingeschränkt zur Verfügung standen, mussten die Interpreten es aus eigener Kraft und auch wiederholbar schaffen, einen Saal mit ihrer Stimme zu füllen und dabei verständlich zu artikulieren – beim Opern- und Liedgesang auch noch „gegen" die Instrumente. Aus dieser Notwendigkeit heraus hatte sich eine entsprechende Ausrichtung von Stimmbildung und Sprecherziehung entwickelt. Alles das, was die Stimme müheloser, tragfähiger, brillanter und strahlender erscheinen ließ und die Artikulation klarer und verständlicher, wurde erstrebenswert – und das ästhetische Empfinden entwickelte sich dementsprechend. Denken wir dabei an die pathetisch wirkende Sprechweise der Schauspieler der 40er-, 50er- und 60er-Jahre mit erhöhter Tonlage und Zungenspitzen-r: Technisch durchaus sinnvoll, aber die Bandbreite des stimmlich-sprecherischen Ausdrucks wurde dennoch sehr eng. Und bei Sängern klingt die klassisch ausgebildete Stimme nun einmal trotz aller Individualität immer ähnlich – und steht im krassen Gegensatz zu „Rockröhren", „Jazzgesang" oder „Soulstimmen".

Seit dem Aufkommen moderner elekronischer Methoden zur Klangverstärkung brauchen die Interpreten auch nicht mehr allein mit ihrer Stimm- und Sprechtechnik durchzukommen – mittlerweile sind auch in Opernhäusern Microport-Anlagen weit verbreitet. Vor diesem Hintergrund können sich Sänger und Schauspieler individuellere und markantere „Eigenheiten" erlauben, die früher schon allein aus technischen Gründen nicht hörbar gewesen wären. Louis Armstrong mit seiner stark gepressten Stimme, die zum Teil nur noch als Hauch zu hören war, konnte sein Genie nur mittels der Mikrofontechnik zeigen. Und diese relativ neuen Möglichkeiten wirkten und wirken auf das Geschmacksempfinden des Publikums. Markante Typen sind gefragt, extreme Klänge, ungekünstelt wirkende Ausdrucksformen, „echtes" Auftreten – es geht immer um Authentizität. Wenn wir uns das Sprechen mancher Fernsehdarsteller vergegenwärtigen, so sind sie mit ihrem hohen Tempo, der nachlässigen Artikulation (bis hin zu Lispeln und nahezu unverständlichem Nuscheln), ihrer heiseren Stimme und einer geringen Lautstärke nur vor der Kamera einsetzbar, gerade dort aber sind sie als „Typen“ äußerst erwünscht.

Auch wäre der Einsatz von Laienschauspielern bei Dreharbeiten ohne diese technischen Möglichkeiten nicht in dem gegenwärtigen Umfang denkbar. Hin und wieder wählen Regisseure ausgerechnet Laiendarsteller, weil sie sich von deren technisch unvollkommenem Ausdruck höhere Glaubwürdigkeit versprechen. Die Szenen werden bei Bedarf mehrfach gefilmt und die gelungenen Teile später dann zusammengefügt. Eine zusammenhängende Wiederholung des gesamten Stückes – und damit eine reproduzierbare, qualitativ stabile Sprechleistung ist anders als bei Theaterproduktionen daher nicht notwendig. Auf diese Weise sind Schauspieler gezwungen, zwischen den Anforderungen als Bühnen- und denen als Filmschauspieler zu unterscheiden. Bei denjenigen Schauspielern, die meist auf der Bühne zu Hause sind, fällt mitunter auf, dass sie vom größeren Gestus und der präziseren Sprechtechnik nur schwer lassen können – was dann im Film leicht bis unerträglich manieriert erscheint.

Beim Vorlesen nun müssen wir dieser Entwicklung des ästhetischen Empfindens Rechnung tragen. Auch hier steht meist ein Mikrofon zur Verfügung, und Intimität (die durch eine leisere Sprechweise möglich wird) wie auch Facettenreichtum verschwinden, wenn wir mit vernehmlicher Stimme einen größeren Raum füllen wollen. Zudem bringen unsere Zuhörer dem deklamatorischen, „großen“ Ausdruck Misstrauen entgegen und zweifeln schnell an der Echtheit der Aussage. Gleichzeitig wird unser virtuoses Spiel mit Lautstärke, Tempo und Klangfarbe geschätzt. Für unsere sprecherische Gestaltung beim Vorlesen sollten wir also im ersten Schritt eine schlichtere Darstellung wählen, die uns ermöglicht, echt und ohne Übertreibung in einer authentisch empfundenen Weise zu sprechen. Wenn ein Text dann eine bewegtere Sprechweise nahelegt und wir dazu bereit und in der Lage sind, ist es sehr reizvoll, einen intensiveren Ausdruck zu wählen. Mitunter kann es dann sogar sinnvoll sein, bewusst zu übertreiben – denn im alltagsgeprägten Sprechen nutzen wir unsere gestalterische Bandbreite meist gar nicht aus. Wir kommen uns dann übertrieben, zu offensiv oder gar aggressiv vor, während unsere Zuhörer dies als angenehm belebend und angemessen empfinden.

Halten wir am Ende dieses Kapitels fest, dass wir mit dem Mut zum Pathos, zum echten Gefühl, unser Vorlesen sicher bereichern. Wir müssen aber immer dafür sorgen, dass wir dies aus voller Überzeugung tun, damit wir authentisch „rüberkommen“.

2.6 Egal wo?

Wenn wir spontan sprechen, so berücksichtigen wir sicher sehr genau, wo wir uns gerade befinden. Allein schon physiologische Gründe veranlassen uns dazu: In einer lauten Umgebung sprechen wir aufgrund des sog. Lombard-Effektes selbst ebenfalls lauter. Das tun wir, um uns selbst noch hörend wahrnehmen zu können und um sicherzugehen, dass wir vom Adressaten auch verstanden werden. Vor diesem

Hintergrund gewinnen natürlich ganz besonders die vorgegebenen akustischen Eigenheiten des Raumes an Bedeutung. Und wir hegen sicherlich keinen Zweifel daran, dass es ebenfalls sehr entscheidend ist, wo wir nicht nur in topografischer, sondern auch in institutioneller Hinsicht vorlesen: Im privaten Kreis werden wir anders (und womöglich auch *anderes*) vorlesen als im öffentlichen Raum, vor Kunden anders als vor Kollegen und wiederum anders als vor Chefs. Einige Aspekte verschiedener Orte machen wir uns nun im Detail bewusst.

2.6.1 Tonstudio

In einem Tonstudio herrscht eine derart „trockene" Akustik, dass wir ein leicht taubes Gefühl in den Ohren verspüren, und wir hören uns oft „wie abgeschnitten". Die Stimme klingt leiser und weniger klangvoll, da die Wände nichts von unseren Äußerungen reflektieren. Wir sind also leicht verführt, uns mehr anzustrengen. Dem beugen wir i.d.R. vor, indem wir einen Kopfhörer aufsetzen, durch den wir uns selbst sprechend hören. Je nachdem, wie laut dieser eingestellt ist, regeln wir fast unwillkürlich unsere aktuelle Sprechlautstärke – ein Ergebnis des Lombard-Effektes. Wir müssen also darauf achten, bei welcher Einstellung der Kopfhörer wir am ehesten die passende Lautstärke („automatisch") treffen. Zudem benötigen wir ausreichend Getränke, da in der Sprecherkabine die Luft meist sehr trocken ist und wir entsprechend schnell ein Trockenheitsgefühl im Mund verspüren. Hilfreich ist es auch, wenn wir nicht vor eine weiße Wand sprechen, sondern durch das Fenster Blickkontakt mit einem Zuhörer, vielleicht dem Tontechniker, aufnehmen können. In Kapitel 2.2 („Und wozu das Ganze?") ging es bereits um die unterschiedlichen Sprechweisen, je nachdem, ob wir zu uns selbst oder zu einem Gegenüber sprechen.

2.6.2 Hall & Co

In einer Kirche oder einem vergleichbaren, großen Raum mit harten Wänden, hartem Boden und sehr hoher Decke, herrschen vollkommen andere akustische Bedingungen als in einem Tonstudio, einem Wohn- oder Schlafzimmer mit Teppich, Vorhängen, Polstermöbeln etc. Hier entsteht ein deutlicher Hall, und unsere Stimme erscheint uns sehr volltönend. Wenn wir hier ein zu hohes Sprechtempo an den Tag legen, droht alles ineinanderzufließen und zu verschwimmen: Während die letzten Worte noch nicht verklungen sind, folgen bereits die nächsten, und so schaukeln sich die Klänge auf, überlagern sich und erschweren das Verständnis. Gleichzeitig werden wir leicht von der Weite des Blickes verführt und erheben unsere Stimme womöglich deutlich. Und so sind unsere Zuhörer dann mit einem lauten, schwer verständlichen „Klangbrei" konfrontiert. Deshalb kann es leicht passieren, dass wir uns in Kirchen schon allein aus diesem Grund als Einzelne kaum gemeint fühlen – die unmittelbare, persönliche Beziehung droht bei dieser „Massenansprache" verloren zu gehen. Umso wichtiger ist es, dass wir uns einzelnen Zuhörern zuwenden und mit möglichst vielen von ihnen direkten (Blick-)Kontakt aufnehmen. So können wir einer unpersönlichen, pauschalen Sprechweise vorbeugen.

Hörbeispiel 17: „Lesung aus dem Brief des Apostels Paulus an die Philipper" – Hallphänomene

2.6.3 Tote Winkel

In Kirchen, Sälen und Gängen mit Nischen und Säulen müssen wir auf sog. „tote Winkel" achten, in denen Zuhörer auch dann nicht gut verstehen, wenn die Lautstärke insgesamt ausreichend erscheint. Hier benötigen wir „Gewährsleute", die einmal aus den verschiedenen Winkeln heraus Rückmeldung geben, wie gut sie uns verstehen.

2.6.4 Unter freiem Himmel

Im Freien haben wir es wie im Tonstudio – und einmal abgesehen von den vielen unplanbaren Nebengeräuschen – ebenfalls mit einer Akustik zu tun, die unsere Stimme kaum reflektiert. Ausnahmen bilden da natürlich Höhlen, (Häuser-)Schluchten oder alte römische oder griechische Amphitheater und ähnlich gebaute Anlagen. Hier ist es besonders wichtig, einen tragfähigen Stimmklang und eine besonders deutliche, plastische Artikulation zur Verfügung zu haben. Das hat dann sicher Auswirkungen auf unsere Textauswahl: Denn dafür sind sicher nicht alle Textarten geeignet – der unterschiedliche stimmliche Aufwand beeinflusst ja auch den Gestaltungscharakter. Stellen wir uns doch einmal vor, wie es wirken würde, wenn wir Morgensterns „Leise Lieder" (1993, 428) ohne Mikrofon vor großem Publikum unter freiem Himmel sprechen würden …

Hörbeispiel 18: „Leise Lieder" – unter freiem Himmel

Leise Lieder sing ich dir bei Nacht
Lieder, die kein sterblich Ohr vernimmt,
noch ein Stern, der etwa spähend wacht,
noch der Mond, der still im Äther schwimmt;

denen niemand als das eigene Herz,
das sie träumt, in tiefer Wehmut lauscht,
und an denen niemand als der Schmerz,
der sie zeugt, sich kummervoll berauscht.

Leise Lieder sing ich dir bei Nacht,
dir, in deren Aug mein Sinn versank,
und aus dessen tiefem, dunklen Schacht,
meine Seele ewige Sehnsucht trank.

2.6.5 Im Rampenlicht

Noch ganz anders sind wir herausgefordert durch eine intensive Beleuchtung – gleichgültig, ob das nun im Theatersaal, auf einem Podium oder unter freiem Himmel stattfindet. Können wir unsere Zuhörer erkennen oder werden wir vielleicht von Scheinwerfern geblendet? Wir wissen, dass wir berührender und überzeugender sind, wenn wir eine lebendige, spürbare Beziehung zum Publikum knüpfen können. Aber wenn wir die Personen nicht sehen?! Dann bleibt uns nichts anderes übrig, als sie uns im Moment des Vorlesens vorzustellen. In der Regel ist es hilfreich, wenn wir vorher die Gelegenheit nutzen, sie von Angesicht zu Angesicht zu begrüßen – z. B., wenn wir sie vorab noch am Eingang oder am Fuße des Podiums begrüßen oder wenn wir auf dem Podium ohne die Auftrittsbeleuchtung und mit Saallicht ein paar einführende Worte sprechen.

Aber auch in einem Klassenraum müssen wir z. B. darauf achten, ob uns die Sonne blenden wird. Es wäre doch schade, wenn es uns erst gelingt, eine Atmosphäre des genussvollen Zuhörens anzuregen und dann ständig vor der blendenden Sonne fliehen zu müssen. Aber es ist natürlich nicht nur wichtig, uns vor zu viel Licht zu schützen, sondern wir müssen auch bedenken, ob wir mit *genügend* Licht unseren Text leicht erfassen können. Gerade wenn wir z. B. mit stimmungsvollem Kerzenlicht eine gedämpfte Stimmung erzeugen wollen, würde eine hell scheinende Lampe sehr stören. Sie müsste ja von hinten oben auf unseren Text gerichtet sein und wird auf diese Weise einige Zuhörer blenden. Für diese Situation ist eine Pultleuchte sehr geeignet. Wir können sie oft bei Musikern auf dem Notenständer sehen. Sie scheint direkt auf den Text und hat eine Blende, die verhindert, dass wir oder die Zuschauer beeinträchtigt werden.

2.6.6 In Deckung!

Welche räumliche Nähe wählen wir gegenüber unseren Zuhörern: Stehen wir, während sie sitzen, oder sitzen oder stehen wir alle? Befinden wir uns hinter einem Rednerpult, einem Tisch, einem Stuhl, einem Projektor oder auf einer Kanzel, stehen wir erhöht oder mitten im Publikum? Nehmen wir Buch oder Blatt wie einen Schutzschild, den wir womöglich und zu allem Überfluss auch noch krampfhaft festhalten? Fühlen wir uns geborgen oder „ungeschützt"?! Mitunter benötigen wir vielleicht solche Hilfsmittel, die uns Sicherheit geben. Und im Prinzip ist dagegen natürlich nichts einzuwenden. Immerhin haben wir dann in einer kritischen Situation eine kompetente Lösung gefunden – allerdings mit Nebenwirkungen. Denn unsere Zuhörer erkennen sehr schnell die dahinterliegende Motivation – eben die Unsicherheit. Und so wirken wir dann i. d. R. auch nicht sehr souverän.

2.7 Jederzeit?!

„Ein jegliches hat seine Zeit, und alles Vorhaben unter dem Himmel hat seine Stunde: […]
weinen hat seine Zeit, lachen hat seine Zeit;
klagen hat seine Zeit, tanzen hat seine Zeit; […]
herzen hat seine Zeit, aufhören zu herzen hat seine Zeit; […]
schweigen hat seine Zeit, reden hat seine Zeit; […]
Man mühe sich ab, wie man will, so hat man keinen Gewinn davon […]
Da merkte ich, dass es nichts Besseres dabei gibt als fröhlich sein und sich gütlich tun in seinem Leben.
Denn ein Mensch, der da isst und trinkt und hat guten Mut bei all seinem Mühen, das ist eine Gabe Gottes […]" (Prediger 3)

2.7.1 *Morgens früh um sechs …*

Gehören wir zu den „Nachteulen" und „Morgenmuffeln" oder gehen wir i. d. R. als Frühaufsteher mit dem Sonnenuntergang zu Bett? Benötigen wir einen Mittagsschlaf? Unser Tagesrhythmus bestimmt erfahrungsgemäß unsere Leistungsfähigkeit. Wenn wir z. B. erst später am Tag zur Höchstform aufzulaufen pflegen und dennoch früh morgens in der Klasse eine Ballade oder im Radiosender eine Pressemitteilung überzeugend vorlesen wollen, sollten wir dementsprechend früher als gewöhnlich aufstehen. So verschaffen wir uns einen zeitlichen Vorlauf, in dem wir uns geistig, seelisch und körperlich leistungsbereit machen. An dieser Stelle wird oft der Vergleich zu Instrumentalmusikern gezogen: Kein Geigenspieler oder Trompeter würde zu musizieren beginnen, ohne sein Instrument gestimmt zu haben und dafür zu sorgen, dass es eine geeignete Temperatur erlangt und behält.

2.7.2 *Jetzt aber mal dalli*

Wir können uns sicher einige Situationen ausmalen, in denen wir unter gehörigem Zeitdruck vorlesen müssen:

- Wir kommen aus der Hetze, vielleicht verspätet oder „auf den letzten Drücker".
- Uns sitzt der nächste Termin bereits „im Nacken".
- Im Ablauf der Veranstaltungen haben sich Verzögerungen ergeben, und entweder die Zuhörer oder der Veranstalter dringen darauf, dass wir unser Vorlesen möglichst schnell „über die Bühne" bringen, denn die Küche z. B. wartet mit dem Mittagessen …

In diesen Fällen – und die Liste könnte sicher auch noch länger sein – müssen wir uns klarmachen, dass es unserem Wohlbefinden, unserer Sprechtechnik und der Aufnahmefähigkeit (geschweige denn dem Hörgenuss) der Zuhörer wohl entgegensteht, wenn wir ein Tempo wählen, das wir selbst nicht ohne Stress bewältigen können und das den Zuhörern nicht genügend Gelegenheiten zum Mitvollziehen bietet. Wir sind also gefordert, entweder offensiv dafür zu werben, dass die Zuhörer die notwendige Zeit gern noch aufbringen, dass der Programmpunkt auf einen günstigeren Zeitpunkt (z. B. auf die Zeit nach der Pause) verschoben wird – oder wir kürzen spontan den Text (was sicher nicht immer möglich ist).

2.7.3 Auch das noch …

Um die Situation mit dem Mittagessen aufzugreifen: Nach einer solchen Pause oder auch am Ende eines anstrengenden Tages breitet sich bei den Zuhörern erfahrungsgemäß eine gewisse Müdigkeit aus. Für einen solchen Zeitpunkt sollten wir in unsere Textauswahl und (wenn gestalterisch möglich) auch in unsere Sprechweise belebende Elemente einbeziehen. Wenn das nicht möglich ist, sollten wir offensiv auf einen anderen Zeitpunkt dringen.

Wenn wir im Rahmen einer Veranstaltung vorlesen (z. B. einer Betriebsfeier), in der unmittelbar vor uns ein Ereignis die Gemüter stark bewegt, kann unser Vorlesen inhaltlich oder gestalterisch genau die passende Antwort darauf sein – muss aber nicht. Auch ein nachfolgender Programmpunkt kann die Zuhörer ungeduldig sein lassen und die Aufnahmebereitschaft stark mindern. Wichtig ist für uns dabei, die Reaktionen aufgrund der Situation treffend einzuschätzen und nicht damit zu beginnen, uns in Frage zu stellen. Allerdings sollten wir auch in diesem Fall abwägen, ob wir für unser Wohlbefinden und das der Zuhörer nicht auf eine andere Programmgestaltung hinwirken sollten.

3 Tausendundeins Möglichkeiten

Wir haben uns im zweiten Kapitel mit Hilfe der Situationsanalyse und der neun W-Fragen bewusst gemacht, dass unsere Sprechfassungen von einer Unmenge Einflussfaktoren bestimmt werden. Wenn wir nun im Gegenzug diese Faktoren bewusst einsetzen, dürfen wir ebenso viele gestalterische Facetten erwarten, mit denen wir bewusst und offensiv umgehen können. Damit diese Gestaltungselemente aber auch tatsächlich hörbar werden, müssen wir in der Lage sein, sie technisch umzusetzen. Wir müssen sie also grundsätzlich zur Verfügung haben, sie dann auch bei Bedarf gezielt abrufen können und im Idealfall auch so ökonomisch einsetzen, dass wir sie (nahezu) unbeschränkt nutzen können. Es geht dabei um

- unsere Körpersprache und unsere Atem-, Stimm- und Sprechtechnik, also um uns selbst als Instrument,
- mögliche tontechnische, verstärkende und/oder verfremdende Hilfen und
- die Kombination mit musikalischen, szenischen und visuellen Elementen.

3.1 Wir sind unser eigenes Instrument

„Euer Körper ist die Harfe, auf der eure Seele spielt, und es liegt an euch, ob er liebliche Musik oder wirre Töne hervorbringt.“ (Gibran 2005, 73)

Verschiedene Aspekte sind an diesem Zitat bemerkenswert:

- Wir dürfen unseren gesamten Körper als Ausdrucksmittel beim Vorlesen verstehen. Bei unserer Körpersprache, Gestik und Mimik liegt das ja auf der Hand, doch selbst wenn wir nicht zu sehen sein sollten: Stimme und Artikulation sind unmittelbar abhängig von unserer körperlichen Verfassung – wir hören, wie wir uns bewegen, wir hören ja sogar das Lächeln am Telefon!
- Wir haben es selbst in der Hand, wie wir unseren Ausdruck gestalten (mit Blick auf die Gestik sogar im wörtlichen Sinne!). Denn im Prinzip können wir unsere meisten Sprechverhaltensweisen verändern – mit mehr oder weniger Mühe und Arbeit.
- Wir stimmen ein Musikinstrument, um dann damit virtuos spielen zu können; und so sind wir auch selbst darauf angewiesen, uns wie ein Instrument zu „warten“, uns einzustimmen bzw. einzusprechen.
- Der Vergleich unseres Stimmbildungsapparates mit Musikinstrumenten zieht sich bereits seit Jahrhunderten durch die Stimm- und Gesangspädagogik. Selten sprechen wir dabei von der Harfe, meistens ziehen wir die Orgel heran, um unseren Kehlkopf, die Resonanzräume und unser Atemsystem zu beschreiben. So nennen wir z.B. unseren Rachen sowie Mund- und Nasenhöhle (als

Resonanzraum) wie bei der Orgel traditionell „Ansatzrohr“, und wir sprechen auch von sog. „Stimmregistern“: dem Kopf- und Brustregister. Aber wir können uns auch sehr gut anhand eines Saitenintruments verdeutlichen, dass unsere gespannten Stimmlippen genauso wie die straffer gespannten Saiten z.B. einer Gitarre höhere Töne erzeugen.

Wir haben es also in der Hand ... wir tun aktiv (!) etwas dafür, dass aus uns selbst wirre Töne oder liebliche Musik hervorklingen. Allerdings gehen wir sehr selbstverständlich davon aus, dass wir wie gewünscht sanft, nachdrücklich, energisch, schneidend, vorlaut, traurig, wütend, romantisch, nüchtern und auch noch ganz anders klingen. Das funktioniert unter normalen, gesunden Umständen ja auch meistens. Auch erscheint es uns nahezu unzweifelhaft, dass wir bei den anderen genau die Wirkung erzielen, die wir bei uns selbst wahrnehmen. Aber versteht sich das alles wirklich von selbst? Immerhin müssen alle unsere Organe, die an der Erzeugung dieser Facetten beteiligt sind, bereit und in der Lage sein, das alles präzise umzusetzen, was wir ausdrücken möchten. Und wenn wir uns einmal vergegenwärtigen, wie viele verschiedene Laute wir z. B. allein innerhalb einer Sekunde formen, welche Tonhöhenbewegungen, Lautstärkewechsel, Klangfarben, Geräusche und Rhythmen wir entstehen lassen, und dies mit gestischen und mimischen Bewegungen stimmig koordinieren, so wird schnell deutlich, dass wir ein hochkomplexes Instrument sind, mit dem wir unsere Sprechfassungen hörbar (und zum Teil sichtbar) werden lassen. Und dazu kommt noch, dass wir uns selbst beim Vorlesen allein schon aus physiologischen Gründen grundsätzlich immer anders hören, als es bei unseren Zuhörern ankommt.

Wir selbst hören von uns erstens über die sog. Luftleitung, also das, was aus unserem Mund durch die Luft zu unserem Trommelfell schwingt und auf diese Weise unser Innenohr erreicht. Zweitens hören wir uns auch noch über die sog. Knochenleitung: vom Kehlkopf und vom Resonanzraum direkt über die Knochen zum Innenohr. Zuhörer und Mikrofone nehmen uns aber immer nur über die Luftleitung auf. Insofern ist der Eindruck, den wir in einer Tonaufnahme von unserer Sprechweise erhalten, genauso zutreffend wie der Eindruck, den wir von einem anderen Sprecher in seiner Tonaufnahme gewinnen.

Unsere Eigenwahrnehmung weicht von der Fremdwahrnehmung also grundsätzlich und oft auch erheblich ab. Deshalb müssen wir bei der Sprechgestaltung gewissermaßen eine technische Übersetzung vornehmen: Wenn wir uns auf diese oder jene Weise empfinden (die immer anders sein muss als der Eindruck beim Zuhörer), erzielen wir bei diesen Zuhörern üblicherweise eine bestimmte Wirkung und bei jenen eine andere. Ganz zweifellos erschwert uns das die bewusste und gezielte Gestaltung.

„Man erblickt nur, was man schon weiß und versteht.“ (Goethe in einem Brief an F. v. Müller vom 24.4.1819, zit. n. Beutler 1948, Bd. 23, 52)

Apropos bewusste Gestaltung: Meist sind uns gar nicht alle Phänomene bekannt, zu denen wir in der Lage wären und die wir uns als Gestaltungsfacetten entlocken könnten. Denken wir dabei an die Annahmen von Roy Hart und Alfred Wolfsohn

(Kap. 2.5.4 „Extreme darstellen"). Wir dürfen grundsätzlich davon ausgehen, dass wir unser Potenzial von vornherein nicht ausschöpfen. Vielleicht glauben wir, dass wir eh schon zu laut und offensiv sprechen, und halten uns lieber etwas bedeckter? Oder uns selbst erscheinen einige unserer Klänge albern, die aber unsere Zuhörer geradezu begeistern (würden)?

Es geht in diesem Kapitel darum, welche stimmlich-sprecherischen Gestaltungsphänomene wir zur Verfügung haben, wie wir diese Palette an Ausdrucksfacetten noch weiter ausdifferenzieren können und wie wir zuverlässig und schonend auf sie zugreifen können. Wir sollten uns auch klarmachen, dass wir durch unser Sprechverhalten *immer* eine Wirkung erzielen. Die mittlerweile schon sprichwörtliche These von Watzlawick – „man kann nicht nicht kommunizieren" (Watzlawick et al. 1996, 53) – gilt auch hier. Und das bedeutet, dass wir bereits vor der ersten Äußerung, die wir hörbar vortragen, Mitteilungen an unsere Zuhörenden senden: Wir wirken präsent, vital, beschwingt, offensiv, zugewandt, freudig – oder eben ganz anders. In der Regel tragen aber insbesondere diese Merkmale zu einem erfolgreichen Vorlesen maßgeblich bei. Sicherlich können wir auch durch Verhaltensweisen, die dieser Erwartung nicht entsprechen, eine gewünschte Wirkung erzielen:

- Zum Beispiel könnten wir gähnend und schlurfend auftreten, wenn der erste Text oder das gesamte Vorleseprogramm von den Themen Schlaf, Müdigkeit etc. geprägt ist,
- oder wir sprechen artikulatorisch nachlässig, mit relativ hohem Tempo, leicht knarrender Stimme und schauen die Zuhörenden kaum an, wenn wir bei einem vielleicht satirischen Text die nörgelnde Grundhaltung des Autors verdeutlichen möchten oder den provokativen Inhalt auf diese Weise unmittelbar erfahrbar werden lassen wollen.

Wenn wir solche Intentionen verfolgen, haben wir also bereits eine Inszenierung im Sinn, die über das reine Vorlesen hinausgeht. Und damit werden wir uns im Kapitel 3.3 „Das Sprechen inszenieren" genauer befassen. Beschäftigen wir uns aber zuerst einmal mit den Gestaltungselementen selbst.

3.1.1 Unser Körper spricht

„Der Sänger muß durch seine Haltung verraten, daß er einen durchtrainierten, gesangsbereiten Körper hat und daß er über die Selbstsicherheit verfügt, die die Leistung trägt." (Martienssen-Lohmann 1988, 141)

Genau genommen verraten Sänger und Sprecher bereits durch ihren Stimmklang, ob ihre Haltung eine solche körperliche Verfassung widerspiegelt: Stimme und Artikulation sind ja hörbare Bewegungen unseres Körpers, die wir durch unseren Atemstrom einerseits und andererseits durch Verschlüsse und Verengungen in Kehlkopf und Rachen, mittels Zunge und Lippen entstehen lassen. So können wir unserer Stimme anhören, ob wir fest und sicher auf dem Boden stehen, vor- oder zurückgelehnt auf dem Stuhl sitzen, ob wir die Schultern heben, Hochatmung betreiben oder im Bauchraum angespannt sind, ob wir uns versteift haben oder uns beschwingt bewegen. Über diesen hörbaren Kanal und natürlich auch direkt sichtbar durch unsere Gestik und Mimik spricht unser Körper. Allerdings können wir unseren inhaltlichen, sprachlichen, körpersprachlichen, stimmlichen und artikulatorischen Ausdruck gleichsinnig bündeln oder auch widersprüchlich, also inkongruent gestalten. Was drückt nun unser Körper auf welche Weise aus?

Mit Händen und Füßen

Mit fahrigen Gesten und einem „Herumnesteln" wirken wir häufig befremdlich und lenken vom Inhalt ab. Andererseits unterstützen unsere Hände unsere körpersprachliche Präsenz und gewünschte stimmlich-artikulatorische Effekte.

Wir brauchen also unsere Gesten. Wenn wir dennoch zuweilen unsicher sind, was genau wir denn bloß mit unseren Händen machen sollen, könnte uns der Gedanke helfen, erst einmal (fast) alles damit tun zu dürfen. Auf diese Weise vermeiden wir schon einmal einen steifen, verkrampften und unbeweglichen Eindruck. Sodann helfen uns Gesten,

- durch kleinere oder größere federnde Bewegungen Betonungen zu setzen,
- durch rhythmisierende Bewegungen zu gliedern,
- auf etwas zu zeigen,
- Gegenstände oder Sachverhalte zu illustrieren.

Natürlich können wir die Hände einfach auch mal hängen lassen – sofern wir das Manuskript nicht halten müssen. Auf jeden Fall sollten wir grundsätzlich nur das tun, womit wir unsere Aussage unterstützen – physiologische Gesichtspunkte sind hier den kommunikativen eindeutig untergeordnet! In einem zweiten Schritt achten wir dann auf die ökonomische Ausführung.

Achtsam und strahlend: präsent

Wir kennen das Phänomen, wenn uns jemand als „abwesend" erscheint. Und sicherlich ist uns dieser Zustand auch von uns selbst hin und wieder bekannt. Wir sind dann „in Gedanken" bzw. „hängen Gedanken nach", lenken unsere Aufmerksamkeit auf jemanden anderen oder etwas anderes als gerade auf unser Gegenüber. Vielleicht beschäftigen wir uns sogar mit unserem Gesprächspartner oder Zuhörer – aber nicht im Hier und Jetzt.

Wie wird das deutlich? Unser Blick ist nach innen gekehrt oder wandert ungerichtet umher, wir sprechen unangemessen leise oder laut, meist zu schnell, mit dem Körper sind wir womöglich leicht zurückgelehnt oder gar abgewandt. Im umgekehrten Fall kann es auch sein, dass wir mit unserer Aufmerksamkeit so intensiv beim Inhalt und / oder bei unseren Zuhörern sind, dass wir uns selbst komplett „vergessen" – wir geraten „außer uns", „verlieren unsere Mitte" und wirken „exzentrisch". In solchen Momenten können wir uns nicht gut spüren: wie und wo wir genau mit den Füßen den Boden berühren, welche Spannung wir in den Beinen, in Bauch und Gesäß, im Rücken, in den Armen, in Schultern und Nacken verspüren, wie wir atmen, wie wir klingen.

„Die Macht, die in der Kongruenz liegt, entsteht dadurch, dass die Worte genau das widerspiegeln, was du im Moment fühlst, dass dein Körper und dein Gesichtsausdruck deinen Worten entsprechen und dass dein Verhalten mit alldem übereinstimmt. Du bist stark, weil all deine Teile miteinander in Beziehung stehen." (Satir 2005, 47)

Grundsätzlich sollten wir uns bewusst machen, dass wir umso präsenter sind und auch so wahrgenommen werden, je mehr wir selbst wahrnehmen:

- unseren Körper in allen Facetten,
- unser eigenes, aktuelles Erleben, unsere Gefühle und Gedanken,
- unsere aktuellen (verschiedenen?) Intentionen,
- unsere Zuhörer,
- den Raum und
- die vielen weiteren Aspekte unserer aktuellen Sprech- oder Singsituation (denken wir an die neun W-Fragen).

Und diese Präsenz zeigt sich für die anderen dann in unserem Erscheinungsbild und in unseren Handlungen. Wenn wir diese komplexe Aufgabe stressfrei bewältigen, sprechen wir von „gelassener Präsenz". Diese beinhaltet aber nicht – um erst gar kein Missverständnis aufkommen zu lassen – eine besondere Konzentration auf all diese Aspekte. Das könnten wir bewusst gar nicht alles gleichzeitig leisten, und wir kämen vor lauter Spüren und Reflektieren gar nicht mehr zum Vorlesen. Es geht bei dieser Präsenz darum, für all das wach zu sein. Wir müssen uns im Vorfeld mit all den Facetten so intensiv beschäftigen, dass wir sie dann beim Vorlesen intuitiv erfassen und unsere Lösungsstrategien abrufen oder je nach Situation neu entwickeln. Diese Art von Präsenz brauchen wir für ein erfolgreiches Vorlesen. Und zwar *immer* – völlig unabhängig davon, *was* wir vorlesen bzw. vortragen und *wie* wir das tun wollen. Denn präsent müssen wir bei jeder Äußerung sein, mit der wir jemand anderen erreichen, ja selbst, wenn wir ihn ignorieren *wollen* – sogar in diesem Fall schenken wir ihm bereits Aufmerksamkeit: Er soll ja spüren, dass wir ihn nicht beachten und womöglich sogar demonstrativ „links liegen lassen".

Also immer dann, wenn wir erfolgreich vorlesen möchten, müssen wir gewissermaßen „auf Senden und Empfangen schalten": Wir nehmen eine Sprechbereitschaftshaltung ein.

Mit einem Blick, der berührt

Wenn wir sprechen, erweitern wir unseren unmittelbaren Wirkungskreis: Stimme und Artikulation wirken wie ein verlängerter Arm. Unsere Blicke und unsere (sichtbaren) Gesten reichen noch weiter. Unser Blickverhalten ist somit ein sehr effizientes Mittel, um präsent zu werden, dies wirksam zu zeigen und damit die Wirkung unseres Ausdrucks zu steigern:

- Wenn wir offensiv schauen, können wir uns im Raum und in Bezug zu unseren Zuhörern und Gesprächspartnern von vornherein gut orientieren und erkennen

so unseren notwendigen gestischen, mimischen, stimmlichen und artikulatorischen Aufwand.
- Wir sorgen durch das Knüpfen von Blickkontakten für eine angemessene Aufmerksamkeit und vielleicht bereits Wohlwollen.
- Wir sehen, wie wir mit unseren Äußerungen ankommen, und können die Art unserer Darstellung an die Bedürfnisse der Zuhörenden anpassen.
- Dies führt i.d.R. zu einem gut gegliederten Lesen bei mäßigem Tempo, bei dem die Zuhörenden leicht folgen können.

Dies alles können wir aber nur nutzen, wenn wir auch wirklich schauen. Es reicht nicht, wenn wir zwar in die Richtung unserer Zuhörenden blicken, sie aber nicht wirklich wahrnehmen. Auf diese Weise fühlen sie sich nicht wirklich angesprochen und werden eventuell schnell unaufmerksam – natürlich vor allem dann, wenn wir sie überhaupt keines Blickes würdigen…

Nun gibt es womöglich gute Gründe, den Augenkontakt weniger wichtig zu nehmen. Wir möchten z.B. den Text gut im Blick halten und nicht Gefahr laufen, die Zeilen zu verlieren. Wir könnten zudem befürchten, durch den Anblick der Zuhörenden irritiert zu werden. Allerdings bringt eine solche halbherzige Zuwendung recht viele negative Nebenaspekte mit sich. Wir sollten im Gegenteil Vorlesen und Zuhören von vornherein als einen gemeinsamen Prozess verstehen, in dem wir uns eben auch die Zeit nehmen – wie bei einem guten Gespräch –, einander immer wieder einmal in die Augen zu schauen. Da dies bei einer größeren Gruppe nicht mit jedem Anwesenden gelingen kann, können wir uns einige „Vertraute“ erwählen, mit denen wir in dieser Weise in Kontakt treten. Und je länger wir vorlesen, umso mehr Zuhörende können wir auf diese Weise unmittelbar einbeziehen.

Zugewandt oder abgeneigt

Unsere Zuwendung können wir körpersprachlich am ehesten dadurch erkennen und signalisieren, dass wir uns tatsächlich und im Wortsinne jeder Ecke des Raumes und jedem Anwesenden mühelos zuwenden. Wir setzen uns dazu so, dass wir leicht aufstehen und uns ggf. sofort überall hinbegeben könnten. Tun wir das doch einmal mit dieser Intention und machen uns bewusst, wie wir das am besten erreichen:

- Wir sitzen recht weit vorn auf dem Stuhl,
- wir setzen beide Beine auf und belasten sie nahezu symmetrisch,
- wir halten den Oberkörper aufrecht,
- wir können uns mit den Schultern mühelos nach rechts und links wenden,
- wir können uns mit nur einem kleinen Impuls nach vorn oben zum Aufstehen bringen,
- wir tragen den Kopf aufrecht,
- wir können den Kopf leicht zu jeder Seite drehen,
- wir erreichen insgesamt mit dieser Art des Sitzens unsere maximale Höhe,
- wir verharren nicht in einer „richtigen“ Haltung, sondern bleiben möglichst flexibel und reaktionsfähig.

Beim Vorlesen (im Gegensatz zum freien Sprechen) haben wir nun die besondere Herausforderung zu bewältigen, dass wir ein Buch oder ein Manuskript vor uns haben. Dies führt fast automatisch dazu, dass wir unsere Aufmerksamkeit nach vorn verengen und damit Gefahr laufen, weniger präsent zu sein. Idealerweise halten wir den Text so hoch, dass wir mit nur leichter Auf- und Abwärtsbewegung der Augen sowohl den Text als auch die Zuhörenden leicht erfassen können. Halten wir ihn zu tief, müssen wir deutliche Nachteile in Kauf nehmen:

- Unser Kehlkopf ist beengt, und wir können dies im Extremfall sogar in Form einer knödeligen, rückverlagerten, dumpferen Stimme hören.

Hörbeispiel 19: Mit eingeklemmtem Kehlkopf

- Wir müssen uns immer deutlich vom Text lösen, um unsere Zuhörenden zu sehen, und laufen so Gefahr, die Zeile nicht wiederzufinden.

Liegt der Text zu weit vor uns, stützen wir womöglich die Ellbogen auf, schieben die Schultern und den Kopf nach vorn und überstrecken den Hals. Dies lässt die Stimme i. d. R. heller, weniger klangvoll und gepresster (und ein wenig flüsternd) erscheinen.

Hörbeispiel 20: Mit vorgestrecktem Kopf

Diese Körperbewegung können wir spontan oft auch dann bemerken, wenn wir uns mit besonderer Intensität Einzelnen zuwenden oder etwas ganz Wichtiges mitteilen wollen, was aber nicht für jedermann bestimmt ist. Auch betonen wir oft mit dem gleichzeitigen Stoßen des Kopfes nach vorn – was unsere Stimme dann meist ebenso klingen lässt. Diese Facetten tauchen übrigens nicht nur im Sitzen, sondern auch im Stehen auf, und wir können sie gezielt hervorrufen. Einerseits haben wir dadurch schon verschiedene Gestaltungsmöglichkeiten zur Verfügung. Andererseits liegt in diesen die Gefahr, dass wir unsere Stimmbänder recht stark beanspruchen, wir womöglich ein Missempfinden entwickeln und nicht so lange durchhalten können.

Aufgerichtet oder gebeugt

Wir treffen auf der Straße, in Cafés oder Meetings kaum Menschen an, die sich durch eine besonders aufrechte Haltung auszeichnen – uns wahrscheinlich eingeschlossen. Üblich sind eher Beugemuster, vorgeneigte Schultern und vorgeschobene Köpfe. Das ist normal, aber für den Rücken ungesund. Und ein eher negativer Aspekt der Wirkung kommt noch hinzu: Wenn wir uns in bestimmten Situationen „wegducken“ oder in Auseinandersetzungen „klein beigeben“ und „einknicken“, verlieren wir an hör- und sichtbarer Souveränität. Den Kopf zu neigen gehörte immer schon zu den Demuts- und Unterwerfungsgesten. Wollen wir aus gestalterischen Gründen beim Vorlesen absichtlich demutsvoll, aufmerksamkeitsheischend und eifrig den Kopf vorstrecken und den Worten durch starke, betonende Kopfbewegungen besonderen Nachdruck verleihen? Falls ja, dann sollten wir dieses Stilmittel nicht allzu oft nutzen, denn auch akustisch und stimmtechnisch ist es eher ungünstig. Es geht nämlich mit einer geringeren Lautstärke einher, beeinträchtigt die Klangentfaltung und führt zu einer behauchten, gepressten Stimme. Wollen wir unser Lesen nun aus einer Haltung heraus beginnen, mit der wir uns möglichst viele Ausdrucksfacetten offenhalten und uns stimmlich wenig anstrengen, sollten wir uns aufrichten und ausbalancieren.

„Der Sinn des Wurzelns ist das Wachsen." (Dürckheim zit. n. Ulrich/Weiss 2006)

Zu diesem Zweck sorgen wir zuerst für einen stabilen „Bodenkontakt". Damit verbinden wir das Gefühl, sicher zu stehen oder zu sitzen und durch nichts und niemanden den Halt zu verlieren. Wir fühlen uns getragen und können auch bei geschlossenen Augen und unruhiger Umgebung diese innere Zentriertheit aufrechterhalten. Diese Grundhaltung erlaubt uns erst die Aufrichtung, die unseren Schwerpunkt ja nach oben verlagert, sodass wir uns in einem zwar instabilen, aber auch dynamischen Gleichgewicht erleben. Und wegen der damit einhergehenden Präsenz bevorzugen wir diese aufrechte Körperposition. Unser Gewicht überlassen wir dabei fast vollständig den Stützen unseres Knochensystems und setzen unsere Muskulatur nur dazu ein, die entstehende Balance der Knochen aufeinander durch ein rhythmisches An- und Entspannen beizubehalten.

„[...] das Ideal der Erholung ist die Wiederherstellung unsers Naturganzen nach einseitigen Spannungen [...]" (Schiller 1796)

Die Muskeln werden damit weitgehend frei für (gestische) Bewegungen. Orientieren können wir uns daran, dass wir eine senkrechte Linie ziehen: von unserem Gehörgang senkrecht nach unten über die Schulterkuppe, die vorn seitlich spürbaren Beckenknochen bis hin zu den zwei Sitzbeinhöckern – im Spiegel können wir das von der Seite aus gut beobachten. Im Stehen verläuft diese senkrechte Linie dann weiter nach unten durch die Knie bis hin zum Mittelfuß.

Hörbeispiel 21: Stimmqualität und Aufrichtung

Wir hören Bewegungen

> Produzieren wir doch einmal einen lockeren Ton in beliebiger Höhe und spannen dann unseren Bauch fest an wie beim Drücken oder Schieben. Oder rekeln und strecken wir uns und machen dabei Töne. Oder wir hüpfen auf einem

Trampolin, und bei jedem Federn sprechen wir eine kurze Silbe, z. B. „ja“. Unsere Stimmqualität wird sich wahrscheinlich verändern: lauter oder leiser, höher oder tiefer, klarer oder heiserer, gepresster oder voluminöser.

Diese Klangveränderungen entstehen unwillkürlich. Wir können versuchen, sie zu unterdrücken, oder wir können sie auch gezielt einsetzen: Wenn wir auf eine bestimmte Art klingen wollen, begünstigen wir das durch eine entsprechende Bewegung.

- Vom Körper wegführende, vor allem stoßende Bewegungen unterstützen meist unsere Ausatmung (wie beim Werfen eines Balles) und führen somit zu einer lauteren, aber oft auch angestrengteren Stimme. Allerdings wirken wir damit meist auch offensiver.

Hörbeispiel 22: Laute, druckvolle Stimme

- Plötzliche, perkussive Bewegungen (z. B. druckvoll: boxen, stoßen; oder leicht: tupfen, federn) bringen kurze Lautstärkesteigerungen mit sich – allerdings laufen wir jedes Mal Gefahr, die Stimme dabei zu strapazieren oder sogar in die Höhe zu kieksen.

- Mit jeder isometrischen, druckvollen Bewegung rufen wir zugleich unsere Bauchpresse hervor. Auf diese Weise erzielen wir automatisch Verengungen in Kehlkopf, Rachen und Mund: Die Stimme klingt höchstwahrscheinlich angestrengt, gepresst, kehlig, geschlossen nasal („verschnupft“).

Hörbeispiel 23: Gepresste Stimme

- Zum Körper hinführende, einladende und umarmende Bewegungen führen zu einer lauteren, aber eher schonenderen, klareren und klangvolleren Stimme. Dasselbe gilt für fließende und getragene Bewegungen (z. B. wenn wir unseren Arm langsam anheben oder langsam sinken lassen).

Hörbeispiel 24: Klare und klangvolle Stimme

- Mit abrupt endenden und nicht ausschwingenden Bewegungen unterbrechen wir unseren rhythmischen Fluss. Das gleichzeitige Stoppen des Atemstroms geschieht durch einen Verschluss im Kehlkopf, wodurch wir unsere Stimme „abklemmen“. Wenn wir „kurz angebunden“, ungehalten und ungeduldig wirken wollen, können wir das mit einem kurzen, geklemmten „Ja" erfolgreich zum Ausdruck bringen. Meist können wir im Anschluss an dieses geklemmte „Ja" ein leichtes Ächzen hören, wenn wir die eingefrorene Bewegung lösen und die Kehle sich wieder öffnet.

Hörbeispiel 25: Geklemmter Stimmabsatz

- Kraftlose und im Erschlaffen endende Bewegungen unterstützen einen verhauchten Stimmabsatz, der wenig Spannkraft und Vitalität signalisiert und recht energiearm wirkt. Oftmals entsteht dann auch noch ein knarrendes Geräusch, das sich in den Stimmklang hineinmischt. Müdigkeit, Nachlässigkeit oder auch Überheblichkeit können damit trefflich zum Ausdruck kommen.

Hörbeispiel 26: Verhauchter Stimmabsatz und Knarren

- Weich ausschwingende Bewegungen wirken harmonisierender und führen stimmlich zu einem sog. weichen Stimmabsatz. Wir können dabei eine Art Nachhall hören, und unsere Stimme trägt weiter. Den dabei i.d.R. entstehenden Eindruck beschreibt Brecht mit folgenden Gedichtzeilen:

  „[...]Jedes Wort, das die Lippe verläßt,
  Beschreibt einen Bogen und fällt
  Dann ins Ohr des Hörers, ich warte und höre
  Wie es aufschlägt, [...]"
  (Brecht 1973, Bd. 9, 787)

Schieben wir aus einer balancierten Aufrichtung heraus unser Becken nach vorn, so verlagern wir automatisch unser Gewicht auf den Vorderfuß, weichen mit dem Schultergürtel nach hinten aus, und mit dem Kopf streben wir nach vorn. Wenn wir diese Haltung überzeichnen, so erfüllen wir damit das Klischee des „Idioten", so wie Otto Reutter ihn in seinem Text zu Wort kommen lässt. Nun brauchen wir nur noch bei geweiteter Mundhöhle die Stimme zu behauchen und ein Dauergrinsen an den Tag zu legen, und schon erzielen wir eine verblüffende Wirkung.

„Mir ham se als jeheilt entlassen – Vortrag eines Idioten
Ick falle uff bei groß und klein,
ick hab ne ziemlich hohe Stirne.
Mit mir soll's nicht ganz richtig sein,
man sagt, ick hätt' 'ne weiche Birne.
Zum Irrenhaus bracht´ man mich hin
Da war´n schon Stücker sechs Insassen.

Die sechse, die sind heut' noch drin
Mir ham se als jeheilt entlassen [...]"
(Reutter in Bemmann 2002, 102)

Hörbeispiel 27: „Mir ham se als jeheilt entlassen" – Wirkung von Beugemustern, Rachenweite und behauchter Stimme

Wenn wir von der aufrecht-balancierten in eine aufrecht-steife Haltung wechseln, unterstützen wir eine gepresste, hart klingende Stimme, die leicht militärischen Drill assoziieren lässt:

„Olle Kamellen
Vor der Front ein junger Bengel.
Er moniert die Fehler, die Schlappheit, die Mängel.
Im Gliede lauter alte Leute.
...Schlechter Laune der Leutnant heute ...
‚Das kann ich der Kompanie erklären:
Ich werde euch Kerls das Strammstehen schon lehren!
Nehmen Sie die Knochen zusammen, Sie Schwein!' [...]"
(Tucholsky 1993, Bd. 2, 45)

Hörbeispiel 28: „Olle Kamellen" – laute und gepresste Stimme: Kasernenhofton

Wenn wir aus gestalterischen Gründen gehäuft perkussive, beugende, stoßende, versteifende und / oder druckvolle Bewegungen beim Vorlesen einsetzen, dann könnte es dazu führen, dass wir unsere Stimme überlasten und nach kurzer Zeit ein Kratzen im Hals (oder andere Missempfindungen) verspüren. Wenn wir auf diese Ausdrucksmittel nicht verzichten können oder wollen, sollten wir besonders darauf achten, sie zum Ausgleich mit fließenden, streckenden und leichten Bewegungen im rhythmischen Wechsel zu kombinieren. Am besten ist es jedoch, wenn wir je nach Situation eine Vielfalt an unterschiedlichen Bewegungen einsetzen und Stereotype vermeiden.

3.1.2 Was uns der Atem verrät

Unser Atemverhalten signalisiert unseren Zuhörern so einiges: unseren körperlichen, seelischen und geistigen Zustand im Allgemeinen, wie gut oder schlecht wir uns in der Vorlesesituation fühlen, und nicht zuletzt, wie wir den Text technisch bewältigen und wie wir ihn interpretieren. Dabei können unsere Zuhörer nicht immer eindeutig unterscheiden, ob wir ein bestimmtes Atemgeräusch nun willentlich oder unwillkürlich machen – ob es einen interpretierenden Charakter haben soll oder eben mehr über uns als Person aussagt. Auch ist es möglich, dass unsere Zuhörer unser Atemverhalten gar nicht so bewusst wahrnehmen und dennoch von ihm beeinflusst werden. Auf jeden Fall gewinnen wir mit dem gezielten Einsatz unseres Atems paraverbale Ausdrucksmöglichkeiten, die in der Schriftsprache nicht gegeben sind und durch die wir den Text anreichern, aber auch verfremden können. Insofern haben wir bei unserer sprecherischen Interpretation von Texten – ob wir wollen oder nicht – eine zusätzliche Bedeutungsebene zur Verfügung, für die wir im Text gewissermaßen „zwischen den Zeilen" lesen müssen. Wir können also die Aussagekraft unseres Atems in dreierlei Weise betrachten:

- Mit den Atemgeräuschen als paraverbale Ergänzungen zum verbalen Ausdruck gewinnen wir eine zusätzliche Atemsprache.
- Unser Atemverhalten gibt sowohl interpretatorische Hinweise, lässt aber außerdem noch unsere Befindlichkeit hörbar werden.
- Mit unserem Ausatem als „Betriebsstoff" bringen wir unsere Stimmlippen im Kehlkopf in Schwingung und erzeugen so unsere Stimme. Es ist daher einleuchtend, dass unser Stimmklang die Qualität unseres Atems unmittelbar widerspiegelt.

Unsere Zuhörer können sicherlich nicht immer genau unterscheiden, ob wir alle diese Atemphänomene unwillkürlich oder auch willentlich erzeugen – aber sind sie uns selbst denn alle bewusst und verfügbar?

Unsere Atemseele

„Atemgymnastik
Im Grunde glaubt zwar jedermann,
Dies, daß er richtig atmen kann.
Jedoch, das geht nicht so bequem,
Gleich bringt ein Mensch uns ein System!
Erklärt, daß unserer Atemseele
Der gottgewollte Rhythmus fehle.
Auch hätten wir, so sagt er kühl,
Noch keinen Dunst von Raumgefühl
Und wüßten unsre Atemstützen
In keiner Weise auszunützen.
Er lockert uns und festigt uns,
Kurzum, der Mensch belästigt uns,
Mit dem System, dem überschlauen,
Bis wir uns nicht mehr schnaufen trauen."
(Roth o. J., 331)

Wir kennen unendlich viele Facetten des Atems, die Ausdruck unserer Befindlichkeit und unserer Gefühle sind: An der Art des Atmens hören und sehen wir unter anderem Belastung, Aggressivität, An- und Entspannung, Gehemmtheit und Gelöstheit. Mit Hilfe einer bewussten Atemsteuerung können wir auch umgekehrt auf diese inneren Vorgänge Einfluss nehmen. Yoga, Formen der dynamischen Meditation oder die Atemarbeit Ilse Middendorfs sind Beispiele für einen bewusstheitsfördernden, heilsamen Einsatz.

Diese Grundstimmungen und ihre Auswirkung auf unser Atemverhalten beeinflussen natürlich unsere Textinterpretation und die konkrete Gestaltung. Wenn es in diesem Buch nun um Atemsprache und Atemtechnik geht, beschränken wir uns auf die Atemphänomene, die wir einerseits unmittelbar als gezielte Gestaltungselemente einsetzen können und die andererseits ebenso unmittelbar unsere Stimm- und Artikulationstechnik beeinflussen. In beiden Aspekten geht es darum, dass wir besser daran tun, wenn wir unserem Körper zutrauen, das Notwendige instinktiv, unbewusst und unwillentlich zu tun. Genau das aber fällt uns oft genug sehr schwer. Wir versuchen dann, durch unsere bewusste Steuerung dafür zu sorgen, dass wir zu Beginn genügend Luft zum Sprechen haben und uns im Sprechverlauf auch immer genügend mit Luft versorgen.

Dabei übersehen wir, dass sich gerade unsere lebensnotwendigen Funktionen wie eben auch der Atem im Laufe der Evolution als höchst stabil herausgebildet haben. Und in vollkommen unbewussten Momenten, beim Schlafen und in Situationen, in denen wir schnell, unkontrolliert und intuitiv reagieren müssen, gelingt uns das i. d. R. auch bestens. Mit dem Versuch, dies kognitiv zu steuern, würden wir da nur Gefahr laufen, alles durcheinanderzubringen. Nun sind Sprechen und insbesondere das Vorlesen nicht nur von den physiologischen Notwendigkeiten geprägt, sondern viele zusätzliche, kommunikativ bedingte Aspekte kommen dazu (wir haben sie im Rahmen der Situationsanalyse bereits zusammengetragen). Wenn wir diesen Aspekten nun mehr Bedeutung zubilligen als unserer körperlichen Befindlichkeit, die sich im Atem zeigt, dann haben wir zumindest langfristig ein Problem.

„Wenn also Atem und Rhythmus dem gestaltenden Ich unterstellt werden, so sollen ihre gesetzmäßigen Abläufe nicht von der künstlerischen Intention durchkreuzt, sondern begleitet und weitergeführt werden; etwa so, wie Wogenbewegung und Strömung von dem Ruderer genutzt werden, der sich geschickt anpaßt." (Coblenzer 1970, 15)

Ein in der Wirkung und in technischer Hinsicht gleichermaßen und besonders wichtiges Phänomen ist die Art und Weise, wie wir im Sprechverlauf zu Luft kommen.

Hörbeispiel 29: Schnappatmung

Das hörbare Ziehen der Einatmungsluft bezeichnen wir als Schnappen. Wir atmen kurz und vehement durch den Mund und den verengten Rachen ein und können dabei den Luftzug kühl und austrocknend an den Schleimhäuten spüren. Meist atmen wir hoch in den Brustkorb, halten kurz den Atem an und bringen uns so ins Stocken. Wenn wir das im Sprechverlauf öfter hintereinander praktizieren, können wir damit auch ein zunehmendes Engegefühl im Brustkorb provozieren – denn wir werden immer ein wenig zu viel Luft einziehen. Die Verengungen führen zu einer weniger tragfähigen, wahrscheinlich sogar angespannteren Stimme.

Feldenkrais hat ein solches Atemverhalten als Bestandteil einer biologisch determinierten Angstreaktion vor dem Fallen bezeichnet (1987, 105): Wir senken den Kopf, ducken uns, beugen die Knie und halten den Atem an. Wir ziehen zum Schutz die Extremitäten vor unsere weichen, ungeschützten Partien näher an den Rumpf: vor die Genitalien, vor die Eingeweide, vor den Hals. Beim Fallen können wir so ideal abrollen – ganz so, wie wir es bei vielen Kampfsportarten auch (wieder) erlernen. In dieser Haltung gewinnen wir dann i. d. R. ein Gefühl der Sicherheit. Allerdings zeigen wir aufgrund anderer „Bedrohungen" oft dasselbe Verhalten – und dann eben unangemessen: Oder halten wir es tatsächlich für möglich, dass wir uns in einer Vortragssituation derart körperlich schützen müssten? Aber wie dem auch sei: Wenn wir eine Vorlesesituation in sehr großer Angst oder mit großem Unbehagen erleben, ist das Schnappen ein sehr authentischer und natürlicher Ausdruck dafür. Nur dient diese biologisch begründete Angstreaktion selten unserer sprecherischen Interpretation. Außerdem verlieren wir Gestaltungsvarianten. Für unsere Sprechökonomie und unsere Flexibilität sollten wir also getrost riskieren, diese „Sicherheitsstellung" aufzugeben und schnell, geräuschlos und unwillkürlich zu Luft kommen.

„Ein berühmter Kunstgriff der Sänger, unbemerkt einatmen zu können, wird beim ewigen Staccato angewandt, […] Die überaus kurzen Pausen gestatten schon, […] die volle Erneuerung, und niemand vermutet, dass der Sänger oder die Sängerin während der Achtelfiguren oder nach jedem Achtelton innerhalb der Koloratur einatmete. So kommt der Eindruck zustande eines ‚ewigen Atems', bei völliger Mühelosigkeit sogar einige Minuten lang singen zu können, da die Geschicklichkeit beim Atemeinfall äußerlich nicht bemerkbar wird. Nur der ‚Eingeweihte' erkennt den Kunstgriff […]" (Fitz o. J.; s. Hörbeispiel 14: „Auf der Galerie" – Crescendo und Decrescendo, Abspannen und die Länge von Sinneinheiten)

Coblenzer und Muhar erkannten, dass dieser Kunstgriff einer Atem-Sprech-Koordination entspricht, in der aufgrund einer bestimmten Art der Artikulation das Zwerchfell und die übrige Einatemmuskulatur zu einer reflektorischen Luftergänzung angeregt werden. „Wer nicht korrekt artikuliert, der wird auch keine Reaktion im Zwerchfell erfahren." (Coblenzer / Muhar 2006, 111) Dieses inspiratorisch wirksame Reflexverhalten des Zwerchfells nannten sie „Abspannen" – das Zwerchfell spannt ab(wärts). Wir erreichen dies, wenn wir unsere Sinneinheiten nur so lang bilden, wie wir sie auf einen Atem *bequem* sprechen können. Am Ende öffnen wir dann unseren Atemweg im Bereich der Lippen, der Zungenspitze, des Zäpfchens und des Kehlkopfes. Durch diese offene Röhre strömt dann die Luftmenge wieder ein, die wir unmittelbar vorher beim Vorlesen verbraucht haben. In dieser Art der Atemergänzung spiegelt sich unsere stressfreie Koordination von Sprechdenkvorgang, Atem, Stimmgebung und Artikulation wider.

Eine universelle Atemsprache

Die folgenden Atemgeräusche gehören als paraverbale Zeichen zur sog. analogen Kommunikation. Dies bedeutet unter anderem, dass wir damit keine eindeutigen Zuordnungen des Zeichens zu einer bestimmten Bedeutung vornehmen können. Dies im Sinn dürfen wir uns aber auf (begründete) Erfahrungswerte verlassen:

- *Schweres Atmen:* Eine große Menge Luft bewegen wir durch Brust- und Bauchatmung so schnell durch die Luftröhre, dass im Rachen ein Reibegeräusch entsteht. Den Mund haben wir dabei weit geöffnet. Wir bringen damit eine hohe körperliche Aktivität zum Ausdruck: bei Fieber, bei niedrigem Sauerstoffgehalt der Luft, beim Liebesspiel, bei und nach sportlichen Anstrengungen. Auch eine starke Emotion kann sich in diesem Atemmuster zeigen. Vielleicht erinnern wir uns an Filme, in denen der Gewalttäter nur mit diesem Geräusch zu hören ist – eine perfekte, bedrohliche Szenerie, wie z.B. das markante Atmen von „Darth Vader“ in „Krieg der Sterne“.

Hörbeispiel 30: Schweres Atmen

- *Keuchen:* Es stellt ein besonders schweres Atmen dar, bei dem wir während der intensiven Ein- *und* Ausatmung nicht nur ein Reibegeräusch erzeugen, sondern zusätzlich im Bereich des Kehlkopfes eng werden und damit die Stimmlippen in Schwingung versetzen. Zum starken Atemgeräusch gesellt sich dann auch noch ein behauchter Stimmklang oder ein intensives Flüstergeräusch. Hiermit drücken wir nicht nur eine Überanstrengung aus, sondern Anflüge von Panik werden deutlich.

Hörbeispiel 31: Keuchen

- *Schnappen:* Mit dieser oben bereits beschriebenen Art zu atmen können wir Schreck, Hektik und Unruhe gut ausdrücken. Aber auch aus technischen Gründen kann uns das beim Sprechen und Vorlesen passieren: Wenn wir z.B. am Ende von zu langen Äußerungen, die wir in einem Atemzug („ohne Punkt und Komma“) sprechen, dringend Luftbedarf verspüren.

Hörbeispiel 32: Schnappen am Ende zu langer Phrasen

- *Stimmhaft einatmen:* Dieser Ausdruck ähnelt dem Schnappatem, wobei aber die Stimmlippen noch geschlossen sind. Dies hören wir beispielsweise beim ununterbrochenen Zählen und Anleiten von Tanzlehrern.

Hörbeispiel 33: Inspiratorischer Stridor

- *Luft scharf einziehen:* Dieser Ausdruck ähnelt dem Schnappatem. Das typische Geräusch entsteht aber nicht durch die Luftreibung im Rachen, sondern vorn zwischen Lippen und Schneidezähnen. Wir kennen es in zwei Varianten: In der ersten ziehen wir die Luft schnell ein und drücken damit i.d.R. weniger unser eigenes Erschrecken aus als vielmehr unser Erleben, wenn jemand anderes nur knapp einer Gefahr entronnen ist. In der zweiten ziehen wir die Luft langsam ein und lassen sie auf dieselbe Weise hörbar auch wieder hinaus. Dies tun wir meist dann, wenn wir eine plötzlich entstandene Wut nur mühsam zügeln können.

Hörbeispiel 34: Luft scharf einziehen

- *Hauchen:* Hierunter können wir zum einen eine Art Flüstern verstehen, bei der wir so gut wie keinen Atemdruck erzeugen. Zum anderen kann es eine Vorstufe des Seufzens darstellen, hier dann meist ein Ausdruck des stillen Genusses.

Hörbeispiel 35: Hauchen

- *Seufzen:* Dabei geben wir nach einem tiefen Atemzug, bei dem wir insbesondere hoch in den Brustkorb atmen, die Luft in Form einer stark behauchten Stimme mit sinkender Tonhöhe ab. Wir geben damit dem Gefühl der Erleichterung Ausdruck – aber auch der Wehmut oder einer resignierenden Hoffnungslosigkeit, wie es zum Gedicht „Der Seufzer" von Christian Morgenstern gut passt (1993, 59).

„Ein Seufzer lief Schlittschuh auf nächtlichem Eis
und träumte von Liebe und Freude.
Es war an dem Stadtwall, und schneeweiß
glänzten die Stadtwallgebäude.

Der Seufzer dacht an ein Maidelein
und blieb erglühend stehen.
Da schmolz die Eisbahn unter ihm ein –
und er sank – und ward nimmer gesehen."

Hörbeispiel 36: „Der Seufzer" – mit behauchter Stimme und sinkenden Melodiebögen

- *Prusten:* Dabei vibrieren unsere Mundlippen im Ausatemstrom und bringen entweder wie beim Seufzen Erleichterung zum Ausdruck oder leiten ein impulsives Lachen ein.

Hörbeispiel 37: Prusten

- *Schnauben:* Dieses Ausatemgeräusch entsteht genau an der Stelle, an der im Schlaf (ggf.) unser Schnarchen entsteht. Es handelt sich um das sog. Gaumensegel, mit dem wir den Verschluss zwischen Mundrachen und Nasenrachen bilden. Mit diesem Geräusch äußern wir uns i.d.R. abfällig.

Hörbeispiel 38: Schnauben

Betriebsstoff für unsere Stimme

Mit unserem Atemstrom bringen wir unsere Stimmlippen zum Vibrieren, und so entsteht unsere Stimme. Wenn wir das beim Einatmen versuchen, entsteht ein eigenartiger Klang (s. Hörbeispiel 33: Inspiratorischer Stridor).

Es soll „[...] weder die Luft mit Zischen durch die Zahnlücken eingeschlürft werden, noch dabei ein Keuchen und innerliches Geräusch nach Art der Last- und Zugtiere hörbar sein." (Quintilian XI, 3,55 cf 40)

Also halten wir fest: In der Regel erzeugen wir unsere Stimme mit der Ausatmung. Dabei ist der Druck entscheidend, mit dem wir beim Ausatmen die Luft entweichen lassen. Atmen wir z. B. eine größere Menge mit höherem Druck aus, schwingen die Stimmlippen ausgiebiger, und der Ton wird dadurch lauter – und ggf. auch gepresster, je nachdem, was wir oberhalb des Kehlkopfes im Rachen und in der Mundhöhle tun. Für unser Vorlesen ist ein geringerer Atemdruck besser, da wir dann stimmlich weniger leicht ermüden. Das können wir am ehesten dadurch erreichen, dass wir „in den Bauch" atmen – also eine Atembewegung hauptsächlich in der Mitte des Rumpfes verspüren. Sollten wir sie dagegen vor allem im Bereich des oberen Brustkorbes und der Schultern spüren, sprechen wir von der für das Vorlesen ungünstigeren Hochatmung. Diese drückt besonderes Bemühen bzw. Anstrengen aus – z. B. beim mühevollen Repetieren des Zauberspruches in Goethes „Der Zauberlehrling" (1982, 276 ff).

Hörbeispiel 39: „Der Zauberlehrling" – Hochatmung führt zur Hochstimme

Gibt es überhaupt einen Grund, für das Vorlesen *extra* einzuatmen? Kurz und bündig: Nein! Machen wir uns dazu klar, dass wir als Erwachsene in der Ruhe im Durchschnitt sechs bis zwölf Atemzüge pro Minute tätigen. Das lässt einen Atemzug (Ein- und Ausatmung) etwa fünf bis zehn Sekunden lang dauern, wovon wiederum etwa drei bis sechs Sekunden für die Ausatmung zur Verfügung stehen. Achten wir bei Kafkas „Auf der Galerie" (1986) doch einmal auf die Länge der einzelnen Sinneinheiten. Sie sind jeweils auf einen Ausatem gesprochen (s. Hörbeispiel 14: „Auf der Galerie" – Crescendo und Decrescendo, Abspannen und die Länge von Sinneinheiten). Bei längeren Einheiten auf einen Atem gewinnen wir meist schon den Eindruck, „ohne Punkt und Komma" zu reden, und neigen dann jeweils am Ende zur Schnappatmung (s. Hörbeispiel 32: Schnappen am Ende zu langer Phrasen).

In der Regel reicht also unsere ganz normale Ausatmung für die durchschnittliche Länge unserer Sinneinheiten. Da wir aber auch noch unsere Einatmung durch das geräuschlose und unwillkürliche Abspannen auf ca. 0,2 Sekunden verkürzen, reicht unsere dadurch entsprechend verlängerte Ausatmung erst recht und vollkommen stressfrei für auch längere Einheiten. Eine „vertiefte" Einatmung ist also überhaupt nicht notwendig. Atmen wir mehr ein, müssen wir diese Atemmenge sogar noch mit besonderem Aufwand zügeln, damit wir nicht einen zu hohen Ausatemdruck erzeugen, der dann ja unsere Stimmlippen strapaziert und zur möglicherweise ungewollt hohen Stimme beiträgt.

Für das Abspannen sind wir übrigens hauptsächlich auf die Mundatmung angewiesen. Natürlich sollten wir so oft wie möglich durch die Nase atmen, denn damit wärmen und feuchten wir die Luft an und säubern sie – aber nur in längeren Sprechpausen oder überhaupt beim Schweigen, niemals aber beim Sprechen oder Singen! Wenn wir beim Vorlesen ausschließlich durch die Nase einatmen, fühlt sich das eigenartig an, und wir brauchen zu lange Zeit. Unsere Kommunikationspartner werden irritiert sein und womöglich belustigt reagieren.

Hörbeispiel 40: Reine Nasenatmung

Insgesamt können wir uns auch für das Vorlesen Franziska Martienssen-Lohmann anschließen, wenn sie sagt:

„[...] immer wieder muß darauf hingewiesen werden, daß jede Form allzu großer Sichtbarkeit der Atemvorgänge nur Unreife und Unausgewogenheit der Spannungsbalance verrät." (Martienssen-Lohmann 1988, 40)

3.1.3 Per sonare

„Ich machte mir indes die Stimmen voll zu nutze – ein Gebiet, in das die Gesellschaft nie ihre Nase gesteckt hat. Das ist übrigens recht verwunderlich. Während die Vorschriften der Menschen in Dingen des Körpers so heikel sind, sind sie doch

nie auf den Gedanken gekommen, die Blößen der Stimmen zu bedecken, ihre Berührung einzuschränken. Offenbar haben sie nicht bedacht, daß die Stimme im Grad erlaubter und unerlaubter Berührungen weiter gehen kann, als es alle Hände und Augen jemals getan haben. Überdies weiß ein Mensch nicht, daß er sich beim Sprechen verrät. Wenn sich die Leute an mich den kleinen Blinden wandten, waren sie nicht auf der Hut. Sie waren überzeugt, daß ich ihre Worte vernähme, die sie sagten, daß ich ihren Sinn verstehe. Sie ahnten nie, daß ich in ihrer Stimme wie in einem Buch lesen konnte […] Ich konnte schließlich, ohne es zu wollen, ohne daran zu denken, so vieles in den Stimmen lesen, daß sie mich mehr interessierten, als die Worte, die sie formulierten […]" (Lusseyran 1989, 74f)

Ja, in der Tat: Mit unseren Stimmen drücken wir unmittelbarer und tendenziell authentischer aus, was wir denken und empfinden, als wir es mit Worten können – zumal mit Worten, die andere geschrieben haben und die wir vorlesen. Damit wir nun wirklich die Botschaft des Textes und unseren nonverbalen Ausdruck kongruent erscheinen lassen können, muss unsere sprecherische Intention eindeutig sein. Wir müssen es schaffen, mit unserer ganzen Persönlichkeit glaubwürdig dahinterzustehen.

> Diese innige Verbindung von Stimme und Person spiegelt sich anschaulich in der Entstehungsgeschichte des Wortes „Person" wider. Die Schauspieler der Antike hatten nur beschränkte Möglichkeiten sich auszudrücken. Wegen Kostüm und Maske hatten sie ihre Körpersprache nur sehr eingeschränkt und vor allem ihre Mimik gar nicht zur Verfügung. Durch das Mundloch („sona") der Maske, das auch die Funktion eines Schalltrichters einnahm, tönten sie hindurch: lat. „personare". Die Persönlichkeit der jeweiligen Rolle wurde also zum größten Teil durch eine bestimmte Kombination der paraverbalen Ausdruckszeichen deutlich: Atemgeräusche, Stimmklang, Melodie, Lautstärke, Artikulation, Tempo, Rhythmus etc.

Im Hinblick auf die Formbarkeit unserer Stimme gibt es übrigens eine Analogie zu unserer Persönlichkeit: Wir zeichnen uns in beiden Fällen durch stabile und variable Phänomene aus: So ist unser „voice print" z. B. einzigartig auf der Welt wie unser Fingerabdruck. Das kann für unser Vorlesen nun bedeuten, dass wir genau mit unserem akustischen Erscheinungsbild in unverwechselbarer Art begeisterte Zuhörer finden – eine z. B. besonders raue oder eine sehr behauchte Stimme finden erfahrungsgemäß ihre Liebhaber. Wenn wir solche Stimmeigenschaften haben, dürfen wir uns freuen – zumindest so lange, wie diese Eigenheiten im Allgemeinen geschätzt werden oder wir sie zur Gestaltung eines Textes einsetzen können. Was aber, wenn die Mode wechselt und wir andere Texte mit anders zu gestaltenden Rollen vorlesen wollen oder müssen?

In diesem Fall müssen wir uns darauf besinnen, dass wir manche Stimmeigenschaften verändern können – genauso, wie wir uns in unserer Persönlichkeit weiterentwickeln können. So müssen wir uns nicht für alle Zeiten mit einer klaren, knarrenden, behauchten, knödelnden, hohen oder sehr tiefen Stimmlage begnügen – wir können auch anders. Sicherlich können uns diese variablen Stimmeigenschaften derart zur zweiten Natur geworden sein, dass sie uns unveränderbar erscheinen. Wenn wir dann erstmals Variationen versuchen, erleben wir uns in ungewohnter Weise. Und dann können wir uns häufig bei einem Denk-Kurzschluss erleben: „Das bin ich nicht", „Das entspricht nicht meiner Persönlichkeit", „Damit wirke ich nicht authentisch" etc.

Machen wir uns nichts vor – wenn wir in der Lage sind, ungewohnte Klänge, Lautstärken, Melodien und Artikulationsweisen hervorzubringen, dann gehören diese auch zu uns. Wir sind dann allerdings mit Ausdrucksmöglichkeiten konfrontiert, die wir bislang nicht als Ressourcen erkannt und genutzt haben. Denken wir dabei noch einmal an Alfred Wolfsohn und Roy Hart (Kap. 2.5.4 „Extreme darstellen"). Wenn wir uns dann entscheiden, diese in uns schlummernden Facetten für unser Vorlesen zu nutzen, werden wir uns allmählich damit anfreunden und sie immer öfter intuitiv abrufen können. Indem wir uns dann jeweils anders erleben (und sofern wir uns damit tatsächlich wertschätzen!), werden wir womöglich und allmählich auch eine Entwicklung unserer Persönlichkeit erleben. Und das ist ganz im Sinne Bertolt Brechts auch gut so:

„Das Wiedersehen
Ein Mann, der Herrn K. lange nicht gesehen hatte, begrüßte ihn mit den Worten: ‚Sie haben sich ja gar nicht verändert.' ‚Oh!' sagte Herr K. und erbleichte." (Brecht 1973, Bd. 12, 383)

Piano, fortissimo, crescendo & Co
Für die Gestaltung unserer Lautstärke können wir unser Stimmorgan in ganz unterschiedlicher Weise einsetzen. Dabei müssen wir fein differenzieren, ob wir tatsächlich im eigentlichen Sinne lauter werden, mit unserer Stimme eine größere Distanz überwinden oder verständlicher sein wollen. Natürlich hängen diese drei Faktoren letztlich zusammen, bedeuten aber keineswegs dasselbe:

- Unsere Grundlautstärke bestimmen wir im Kehlkopf durch die Funktion unserer Stimmlippen: Je mehr Atemdruck wir zur Stimmbildung aufwenden, umso stärker schwingen die Stimmlippen und umso heftiger werden die Schallwellen angeregt. Dabei reagieren die Stimmlippen aber auch entsprechend dem steigenden Luftdruck immer stärker mit Gegendruck und ermüden relativ schnell und wir klingen heiser. Immer dann, wenn wir sehr laut schreien, droht diese Überlastung. Eine typische Extremform sind Stadiongesänge oder auch der Kasernenhofton (s. Hörbeispiel 28: „Olle Kamellen" – laute und gepresste Stimme: Kasernenhofton).

- Wir können die Lautstärke auch dadurch beeinflussen, dass wir die Resonanzräume effektiver nutzen. Bei gleichem Kraftaufwand klingen wir unterschiedlich laut, je nachdem, ob wir die Zähne aufeinanderpressen oder den Kiefer mehr weiten. Um eine größere Distanz zu überwinden, ist i.d.R. diese resonatorische Optimierung ökonomischer.

- Für die bessere Verständlichkeit ist letztlich weniger der eigentliche stimmliche Kraftaufwand wichtig, sondern die Präzision, mit der wir unsere Konsonanten artikulieren. Mit einem günstigen „Lautgriff", dem präzisen, federnden Wechselspiel von Konsonanten und Vokalen an Wort- und Silbenanfängen, können wir auch bei geringer Lautstärke und sogar beim Flüstern in größeren Räumen erstaunlich gut verständlich sein.

Hörbeispiel 41: Dominante Konsonanten

- Wenn wir besonders leise vorlesen wollen, drohen wir oft, in einen Flüsterton zu gleiten. Einerseits müssen wir dabei bedenken, dass wir dann nicht nur leise sprechen, sondern auch eine bestimmte Stimmung zusätzlich zum Ausdruck bringen. So kann ein Flüstern, das nahezu ein Hauchen darstellt, sehr sanft und/oder sinnlich wirken. Ein Flüstern, das wir mit hohem Druck bilden, wirkt oft sehr geheimnisvoll, eindringlich oder gar aufdringlich. In beiden Flüstervarianten – vor allem aber bei der druckvollen – bilden wir den Stimmklang, indem zwischen den Stimmlippen „wilde Luft" hörbar reibend und zusätzlich zum Stimmton entweicht. Damit verschwenden wir womöglich Luft, die Klangenergie ist eingeschränkt und wenn wir eine höhere Lautstärke anstreben, können wir leicht ins Pressen verfallen. Wir kennen diese Art der Spannungsgestaltung vor allem dann, wenn wir sehr spannend wirken wollen – insbesondere bei Märchen ist sie sehr beliebt. Wegen des relativ ungünstigen Verhältnisses von hohem Kraftaufwand bei geringer Lautstärke sollten wir genau unterscheiden, ob wir lediglich leiser sein oder eben diese verschiedenen Stimmungen erzielen wollen.

Hörbeispiel 42: Flüstern mit und ohne Druck

- Bei Texten, in denen wir ein Crescendo (Lautstärkesteigerung) oder Decrescendo (Lautstärkeminderung) einsetzen wollen, müssen wir besonders darauf achten, Stimmklang und Tonlage nicht allein *wegen* der Änderung der Lautstärke zu verändern. Schnell kann es passieren, dass wir beim Ansteigen der Lautstärke gleichzeitig auch unsere Tonhöhe anheben und eventuell auch druckvoller und gepresster sprechen.

Hörbeispiel 43: Crescendo mit und ohne Änderung der Tonhöhe

- Mit kurzen Lautstärkesteigerungen bei einzelnen Silben erzielen wir Betonungen (s. Kap. 3.1.6 „Wir setzen Akzente"). Diese dynamischen Akzente begleiten wir oft durch stoßende Bewegungen der Hand und/oder des Kopfes. Auf diese

Weise verstärken wir deutlich den Druck der Ausatemluft und strapazieren damit die Stimmlippen. Insofern sollten wir zum einen solche Mitbewegungen auf ein wirklich notwendiges Maß reduzieren, generell die Häufigkeit unserer Betonungen überprüfen und eine ausgewogene Mischung aus dynamischen, melodischen und temporalen Akzenten anstreben.

Von Höhen und Tiefen

Bei der Gestaltung unserer Texte spielt die Tonhöhe unserer Stimme eine große Rolle. Wir können dabei drei Phänomene unterscheiden: unsere mittlere Sprechstimmlage, unsere Melodiebewegungen im Verlauf eines Satzes (und vor allem an dessen Ende) und Betonungen, die wir durch die plötzliche Veränderung der Tonhöhe bei einzelnen Silben vornehmen.

Bei der Wahl unserer mittleren Sprechstimmlage müssen wir bedenken, dass es für jeden von uns eine Tonlage gibt, die entsprechend der Größe unseres Kehlkopfes den geringsten Aufwand an Muskelspannung im Kehlkopf erfordert. Diese Indifferenzlage (oder auch „Lösungstiefe“) finden wir naturgemäß in unserem unteren Tonbereich. Sie entspricht dem tiefsten Ton, den wir ohne spürbaren und hörbaren Druck erzielen, und liegt ein bis zwei Töne über dem untersten Ton unseres Stimmumfanges (den wir nur mit Anstrengung erzeugen können). In ihr können wir nur völlig leise und monoton sprechen – Lautstärkeakzente, Melodien und Klangnuancen würden ja bereits Spannungsveränderungen (und damit -erhöhungen) voraussetzen. Die aus ökonomischen Gründen günstigste Sprechstimmlage, in der wir auf diese Weise gestalten können, finden wir, wenn wir von der „indifferenten“ Tonlage ausgehen und wiederum ein bis zwei Töne höher sprechen.

Hörbeispiel 44: Indifferenzlage und ökonomisch günstige mittlere Sprechstimmlage

Beim Begriff „mittlere Sprechstimmlage“ ist übrigens immer die mittlere Tonlage gemeint, um die herum unsere Sprechmelodie *jeweils aktuell pendelt.* Es geht hier also weder um die Sprechmelodie noch um einen Normwert. Um nun verschiedene Stimmungen, Sprechhaltungen und / oder -rollen zum Ausdruck zu bringen, sind verschiedene Sprechstimmlagen ein wirkungsvolles Mittel – wie z. B. im bereits erwähnten „Hochzeitlied“ von Goethe (s. Hörbeispiel 10: „Hochzeitlied“ – Rollen- und Tonlagenwechsel) in der dritten und vierten Strophe:

- Erzähler:
  „Und als er im willigen Schlummer so lag,
  Bewegt es sich unter dem Bette.“

- Wörtliche Rede des Grafen:
  „,Die Ratte, die raschle solange sie mag!
  Ja, wenn sie ein Bröselein hätte!‘“

- Erzähler, den Zwerg bereits anklingen lassend:
  „Doch siehe! Da stehet ein winziger Wicht,
  Ein Zwerglein so zierlich mit Ampelenlicht,
  Mit Rednergebärden und Sprechergewicht,“

- Erzähler, die Stimmung des Grafen nachempfindend:
  „Zum Fuß des ermüdeten Grafen,
  Der, schläft er nicht, möcht' er doch schlafen.“

- Wörtliche Rede des Zwerges:
  „‚Wir haben uns Feste hier oben erlaubt,
  Seitdem du die Zimmer verlassen,
  Und weil wir dich weit in der Ferne geglaubt,
  So dachten wir eben zu prassen.
  Und wenn du vergönnest und wenn dir nicht graut,
  So schmausen die Zwerge, behaglich und laut,
  Zu Ehren der reichen, der niedlichen Braut.‘“

- Erzähler, die Stimmung des Grafen nachempfindend:
  „Der Graf im Behagen des Traumes:“

- Wörtliche Rede des Grafen:
  „‚Bedienet Euch immer des Raumes!‘“
  (Goethe 1982, 280)

Wenn wir eine höhere Stimmlage wählen, sollten wir auf zwei Dinge achten:

- Höhere Töne bilden wir mit mehr Spannung im Kehlkopf, und sie erfordern deshalb einen höheren Atemdruck. Wegen dieses größeren Kraftaufwandes sollten wir bei längeren Passagen für die Sprechhaltung/Rolle mit dem höchsten Redeanteil auf die ökonomisch günstigste Sprechstimmlage zurückgreifen.
- Für unsere Sprechmelodie benötigen wir meist ein Tonintervall von einer Oktave und mehr. Wählen wir eine zu hohe Ausgangslage, sind wir womöglich in unserer Modulationsbreite nach oben stark eingeschränkt.

Beide Aspekte sind vor allem für Erzieherinnen und überhaupt für diejenigen Frauen relevant, die oft Kindern vorlesen. Häufig wollen sie sich der hohen Kinderstimme anpassen und sprechen mit deutlich erhöhter Sprechstimmlage und oft deutlicher Sprechanstrengung – wie hier beim Gedicht aus Joachim Ringelnatz' „Kinderverwirrbuch“ (2005, 464).

Hörbeispiel 45: „Kinder, ihr müsst euch mehr zutrauen!“ – mit erhöhter Sprechstimmlage

Wollen wir drastische Tonhöhenunterschiede erzeugen, müssen wir an das Phänomen des Registerwechsels denken. Tiefere Töne bilden wir meist im Bereich des sog. Brustregisters (auch mit Bruststimme oder Vollstimme bezeichnet). Damit ist eine bestimmte Art der Stimmlippenschwingung gemeint, bei der die gesamte Stimmlippe im Ausatemstrom schwingt und wir Vibrationen der Stimme vor allem im Brustbereich spüren. Unsere ökonomische mittlere Sprechstimmlage befindet sich auch in diesem Bereich. Hohe Töne bilden wir i. d. R. im Kopfregister (Kopf- bzw. Randstimme), bei dem der Rand der Stimmlippe schwingt und wir Vibrationen der Stimme vor allem im Kopf spüren. Wir können allerdings auch hohe Töne im Brustregister bilden – dabei ändert sich allerdings der Stimmklang drastisch, und wir wenden dafür wesentlich mehr Kraft auf. Für einen vollen Stimmklang kombinieren wir die Klangcharakteristika von Brust- und Kopfregister.

Hörbeispiel 46: Stimmregister

Mitunter ist uns auch ein Register nicht recht zugänglich. Wenn wir gewohnt sind, mit hoher mittlerer Sprechstimmlage und sanftem, behauchtem Klang zu sprechen, können uns die tieferen, kräftigeren Klänge des Brustregisters unheimlich vorkommen. Und wenn wir einen stimmintensiven, anstrengenden Tag hinter uns haben, wollen wahrscheinlich die feinen, zarten Klänge des Kopfregisters nicht recht gelingen.

Bedenken wir in diesem Zusammenhang auch, dass unsere Stimme als sekundäres Geschlechtsmerkmal dient. Bei einem Mann mit großer, kräftiger Statur erwarten wir am ehesten eine tiefe, vom Brustregister geprägte Stimme. Spricht er dann mit erhöhter Stimmlage und im Kopfregister, sind wir sicherlich irritiert. Noch zur Mitte des 20. Jahrhunderts war für Frauen eine sehr hohe Stimmlage üblich (in Spielfilmen aus dieser Zeit können wir dies regelmäßig hören). Mittlerweile sind vor allem bei jungen Frauen beide Varianten üblich geworden: sowohl eine hohe Stimme im Kopfregister als auch die tiefe Lage im Brustregister.

Hörbeispiel 47: Registerwechsel

Litanei und rheinischer Singsang

„Im Interesse der stimmlichen Schulung ist die Monotonie zu verwerfen. Die Stimme versteift sich, das Organ wird ungelenkig und verliert an Geschmeidigkeit und Ausdrucksfähigkeit. Auch das musikalische und rhetorische Gehör leidet unter der Eintönigkeit […] Der Mensch hat doch eine unendlich reiche Fülle von Tönen und Stimmungsnuancen in seinem wunderbaren Stimmapparat stecken. Warum diese

Kräfte verkümmern und verrosten lassen?" (Erste Lektoren-Konferenz der Franziskaner, zit. n. Weller in Schweinsberg 1946, 278)

Wenn hier im Zitat die Rede von „Monotonie" ist, dann ist tatsächlich das Sprechen auf einem Ton gemeint: wie in einer Litanei – und unabhängig von der mittleren Tonlage. Mit „monoton" bezeichnen wir aber auch oft Sprechweisen, die durchaus eine Melodie aufweisen, aber auf eine andere Art gleichförmig sind: Wir hören immer gleiche Melodiebögen, immer gleiche Kadenzen, eine ans Skandieren grenzende Überbetonung, eine nachlässige Artikulation oder ein hohes Tempo ohne gliedernde Pausen. Ganz pauschal können wir dabei annehmen, dass jedes sinnerschließende Vorlesen selten Stereotypien aufweist und umgekehrt jede Gleichförmigkeit meist ein sinnentleertes „Abspulen" ausdrückt. Von dieser pauschalen Aussage müssen wir bei beabsichtigtem gleichförmigen, rituellen Sprechen im Sinne von Litaneien, Mantren, Eidesformeln eine Ausnahme machen. In diesen Fällen geht es nicht um eine unmittelbare Sinnvermittlung, sondern darum, durch das oft auch gemeinsame *Sprechen an sich* eine Gemeinsamkeit auszudrücken und / oder einen tranceartigen Zustand zu erreichen.

Wir beschäftigen uns hier nun mit ausgeprägten oder fehlenden Tonhöhenvariationen – Artikulation, Sprechtempo und -rhythmus betrachten wir später. Unsere Sprechmelodie können wir nach ihrem Erscheinen im Sprechverlauf gliedern:

- Zu Beginn haben wir drei Möglichkeiten: a) In den ersten Silben eines Sinnabschnitts nutzen wir eine aufsteigende Melodiekurve, b) wir bleiben auf einer gleichbleibenden Tonhöhe, oder c) wir beginnen relativ hoch und lassen eine absteigende Melodie folgen.

Hörbeispiel 48: Melodien am Phrasenbeginn

- Im Verlauf können wir tatsächlich monoton sprechen, nutzen also immer nur einen Ton. Sodann können wir monoton bleiben und nur vereinzelt mit einem höheren Ton einen Akzent setzen – dies dient dann immerhin noch der Sinnerschließung. Wenn wir dagegen melodisch stark bewegt sprechen und dabei aber gleichförmig, dann können wir wegen der Akzenthäufung gar nicht genau erkennen, welches denn der Hauptakzent sein soll, und erschweren unseren Zuhörern deshalb die Sinnentnahme.

Hörbeispiel 49: Melodien im Verlauf

- Am Ende können wir bei den letzten zwei bis drei Silben die Stimme heben, sie auf einer Tonlage halten oder absenken. Diese Tonhöhenbewegungen am Ende einer Phrase nennen wir Kadenzen. Üblicherweise nutzen wir eine steigende Kadenz beim Stellen einer Frage und um zu signalisieren, dass wir noch weitersprechen möchten. Diese Variante können wir außerordentlich häufig hören – und sie führt im ungünstigen Fall dazu, dass wir den Eindruck erwecken, als wollten wir jede unserer Äußerungen selbst in Frage stellen. Mit einer schwebenden Kadenz verhält es sich ähnlich: Wir drücken damit üblicherweise ein Aufzählen aus, und wir deuten ebenfalls an, weitersprechen zu wollen. Einen Abschluss signalisieren wir damit nicht. Am Ende einer Aussage erwarten wir i.d.R., dass wir „auf den Punkt" sprechen und nutzen dafür eine fallende Kadenz. Wenn wir das allerdings zu ausgeprägt tun, geht schnell der Spannungsbogen unseres Sprechens verloren, und es entstehen Abschnitte, die wir etwas lapidar als „Sprechhaufen" bezeichnen könnten.

Hörbeispiel 50: Melodien am Phrasenende: Kadenzen

Rau aber herzlich

Unabhängig von Tonhöhe, Lautstärke und Melodie können wir den Klang unserer Stimme verändern. Dabei können wir Phänomene unterscheiden, die wir direkt im Kehlkopf erzeugen, und solche, die wir durch die Nutzung unserer Resonanzräume bilden.

Im Kehlkopf entsteht unsere Stimme durch das Zusammenspiel unseres Ausatemdruckes mit der Spannung in unseren Stimmlippen. Ist dieses Verhältnis ausgewogen, erzielen wir einen klaren Ton. Dabei wird der komplette Luftstrom durch die sich öffnenden und schließenden Stimmlippen regelmäßig in Schwingung versetzt. Dies geschieht dann bei einer entspannten Sprechlage eines Mannes ungefähr 100-mal pro Sekunde, bei einer Frau 200-mal. Bilden wir Töne mit weniger gespannten Stimmlippen, entsteht ein hauchendes Geräusch, das sich in den Stimmklang hineinmischt. Ebenfalls behaucht, aber mit viel mehr Druck bilden wir Töne, indem wir die Stimmlippen stark anspannen und dann mit erhöhtem Ausatemdruck – vielleicht sogar mit einer Anspannung der Bauchdecke – die Luft hinausdrücken. Diese Variante führt dann schnell zu einem gepressten Stimmklang, der bei noch größerer Anspannung in eine Rauigkeit mündet, die wir bei der sog. Kasernenhofstimme gewohnt sind (und auch die Gefahr mit sich bringt, auf Dauer zu den sog. Schreiknötchen oder auch Stimmbandknötchen zu führen). Eine andere Form der Rauigkeit mischt sich in unsere Töne, wenn wir vor allem zum Ende von Sinnabschnitten unsere Spannung zu stark mindern und ein Knarren erzeugen (s. Hörbeispiele 19–28).

Zum Klingen bringen

Die bislang beschriebenen Klänge fassen wir als Phänomene des primären Stimmklanges zusammen. Nun beschäftigen wir uns mit dem sekundären Stimmklang. Ihn erzeugen wir durch die Formung unserer Resonanzräume und bewirken, dass unser Ton dumpf, klirrend, kreischend, piepsig, volltönend, wohlig, brillant, tragfähig, durchdringend, knödelig, „im Hals", „sehr weit vorn" oder nasal ist. Wir können das alles bewusst verändern, manches davon entsteht aber auch „von allein" z. B. durch eine Allergie oder eine Infektion, wenn unsere Schleimhäute geschwollen sind. In diesem Fall klingen wir unweigerlich dumpfer, da die höheren Klanganteile abgedämpft werden.

- Mit einem Gähnen oder zumindest einer ähnlichen Weite im Rachen können wir unseren Ton viel klangvoller werden lassen. Bei der Einatmung wird unser Kehlkopf dabei durch den sog. Trachealzug nach unten gezogen. Oberhalb des Kehlkopfes entsteht auf diese Weise eine Weite, die einer größeren Klangentfaltung dient. Machen wir dagegen den Rachen eng, klingen wir „knödelig" – die Erinnerung an Kermit, den Frosch aus der Sesamstraße, liegt dabei nahe.

Hörbeispiel 51: Gähnweite und Rachenenge

- Zwischen unseren Lippen und den Schneidezähnen befindet sich der Mundvorhof. Ziehen wir die Lippen an die Zähne, klingt unsere Stimme anders, als wenn wir sie leicht nach vorn stülpen. Meist lässt die stärkere Schalltrichterfunktion der Lippen die Stimme brillanter klingen.

Hörbeispiel 52: Klang des Mundvorhofs

- Unsere Nasenhöhle dient uns auch als Klangraum, und wir können sie beim Vorlesen abschließen – dann klingt unsere Stimme dumpfer und „verschnupft". Entspannen wir ganz leicht unser Gaumensegel (= den beweglichen, weichen Teil unseres Gaumens, an dem unser Zäpfchen hängt), erhalten wir einen feinen nasalen Klanganteil in unserer Stimme. Dieser ermöglicht uns, ohne übermäßigen Kraftaufwand auch größere Entfernungen zu überwinden oder größere Räume zu füllen. Kommt zu viel Luft durch die Nase, näseln wir sehr auffällig. „Die Nase muss im Klang mit dabei sein, aber der Klang darf nicht in der Nase sein." (Coblenzer, Seminarmitschrift).

Hörbeispiel 53: Offen oder geschlossen nasal

- Lesen wir mit zusammengebissenen Zähnen oder auch nur einem engen Kiefer, erhalten wir wesentlich weniger Volumen, als wenn wir unseren Mund weiter öffnen.

Mit der Variation jedes einzelnen Phänomens des primären und sekundären Stimmklanges können wir schon deutlich unterschiedliche klangliche Facetten erzeugen. Durch die Kombination all dieser Facetten wächst die Zahl der Möglichkeiten rasant an, und wir können eine Unmenge sehr unterschiedlicher Klangcharaktere formen.

3.1.4 Auf der Zunge zergehend

Wollen wir unsere gestalterische Bandbreite voll ausschöpfen, bietet uns eine plastische Artikulation die Möglichkeiten dazu. Sie ist im Rahmen der Atemrhythmisch Angepassten Phonation (s. Schürmann 2007, 126) beschrieben: Wir verstehen darunter eine authentisch wirkende Lautbildung, mit der wir Inhalt und Atmosphäre des Textes unterstützen, den Klang unserer Stimme und ihre Tragfähigkeit steigern, unsere Verständlichkeit optimieren und die wir technisch präzise ohne nachlässiges Nuscheln, aber auch ohne Überartikulation realisieren.

Dabei besteht eine der wichtigsten Herausforderungen darin, unsere Äußerungen artikulatorisch möglichst vollständig auch bei Störschall zu übermitteln. Oft genug bewirkt eine zu hohe Umgebungslautstärke (in Kneipe, Schwimmhalle oder Werkstatt, bei Verkehrslärm, Vogelgezwitscher oder Ventilatorengeräusch), dass wir Worte und Sätze nur bruchstückhaft verstehen. Auch leidet die Tonübertragung z. B. am Telefon aufgrund des schmalen Frequenzbandes: Es werden nur die notwendigsten Frequenzen übermittelt, sodass wir vor allem hochfrequente Laute wie „ff", „ss" oder „sch" ohne ihre Einbettung in Wörter kaum unterscheiden können. Das Gleiche kann uns aufgrund umgangssprachlicher Nachlässigkeiten und Verschmelzungen passieren: „Dassis Ihnn echt nonnie vergekomm'?!" oder „ich sa'te" (statt „ich sagte"). In diesen Fällen kommt uns unsere Fähigkeit zur apperzeptiven Ergänzung (Bühler 1982) zugute. Wir ergänzen dann aufgrund unseres Sprachwissens und des Kontextes die fehlenden Laute und Silben. Allerdings müssen wir dafür auch Energie aufwenden. Und je mehr wir uns damit abmühen, den Text überhaupt zu verstehen, umso weniger können wir uns dem Inhalt widmen.

> Scherzhafte Beispiele für diese reduzierte Aussprache stellen die „Kneipenwörter" dar. Wenn wir beim Wort „Schlange" das „Sch" sehr dehnen, die Wörter „lange hier" mit Frageintonation anhängen und insgesamt einen angetrunkenen Zustand andeuten, erkennen wir diese Äußerung als „Schon lange hier?". Ganz ähnlich funktioniert dies mit „Flur" („iss es eigentlich?"). Das Wort „Wirsing", mutiert dann (bei einem leicht zum stimmhaften „sch" hin nuancierten „s" und einem zum „en" hin tendierenden „ing" und von winkender Handbewegung begleitet) zu „Wiedersehen". Bei „Alaska" gewinnen wir eine andere Bedeutung, wenn wir den Akzent auf die Silbe „ka" verschieben und sie verlängern, zwischen „s" und „ka" eine Pause machen und die Stimme wie beim Fragen anheben. Wir ahnen es schon – es wird ein „Alles klar?" daraus.

Hörbeispiel 54: Kneipenwörter und andere Eigenheiten

Apropos verstehen: Wir dürfen keinesfalls annehmen, mit einer höheren Lautstärke automatisch besser verstanden zu werden. Denken wir im Extrem dabei an Stadiongesänge und pöbelnde Betrunkene. Ohne Zweifel sind diese sehr laut, doch die fehlende, präzise Artikulation führt lediglich zu einem lauten Lallen. Auf diese Weise laut zu „sprechen“ dient uns nicht, um gut verstanden zu werden – das allerdings bei stark erhöhtem stimmlichen Kraftaufwand. Gerade im Fortissimo sind die dominanten Konsonanten, also ein guter Lautgriff, notwendig.

Hörbeispiel 55: Stadiongesang und Lautgriff

Dia-, Regio- und Soziolekt

Gerade wenn es uns beim Vorlesen darum geht, authentisch zu sein und zu wirken, dürfen wir auf unseren dialektalen Klang oder sonstige tief verwurzelte Sprechgewohnheiten und eine entsprechende Ausformung unserer Konsonanten und Vokale nicht verzichten. Dabei müssen wir beachten, dass wir in unserer gewohnten dialektalen oder umgangssprachlichen Aussprache die hoch- und schriftsprachlichen Details vielleicht gar nicht realisieren.

> „Willze ma rübbakomm'?“ (statt: „Willst du einmal herüberkommen?“) wäre im Ruhrgebiet in weiten Kreisen und vielen Situationen eine angemessene und akzeptierte Aussprachenorm. Genauso die vernäselte Endsilbe z.B. des „gegen“: Bei dieser ersetzen wir nach dem „ge“ das „gen“ durch ein „ng“ und lassen dem ein plosives Geräusch des Gaumensegels vorangehen.

Wenn wir nun beim Vorlesen nicht allzu künstlich abgehoben wirken möchten, müssen wir diese lautsprachlichen Ungenauigkeiten, Ersetzungen und Verschmelzungen einsetzen. Sogar in manchen Rundfunkanstalten legt man Wert auf regionale Färbungen – ohne dann aber insgesamt auf eine korrekte Hochlautung zu verzichten. Nun soll dieses Buch kein Aussprachelexikon ersetzen, und wir betrachten deshalb nur einige weit verbreitete Besonderheiten. Grundsätzlich sollten wir im Sinne unseres authentischen Ausdruckes immer im ersten Schritt entscheiden, welcher Aussprachenorm wir im Moment genügen wollen. Für unsere Verständlichkeit – vor allem über Dialektgrenzen hinweg und gegenüber Ausländern – ist die Beachtung der Ausspracheregeln der Standardsprache natürlich empfehlenswert.

- Eine besondere Herausforderung sind gewöhnlich die Endsilben. Wir haben dafür drei gängige Varianten zur Verfügung:
  - Wörter, die auf „-ben“, „-pen“, „-den“, „-ten“, „-gen“ und „-ken“ enden, sprechen wir in weiten Teilen des deutschen und österreichischen Sprachraums so aus, dass wir z.B. beim Wort „Endsilben“ das „b“ durch eine Art Schnauben ersetzen und das „-en“ durch ein „m“. Beim Wort „knicken“ („knickng“) liegt die Zunge wie für das „k“ oben am Gaumen, doch wir lösen sie dann nicht, sondern lenken die Luft und die Stimme durch die Nase. Bei den anderen Plosiven tun wir dies entsprechend. Ein Nachteil für die Verständlichkeit ist sicherlich die geminderte Trennschärfe zwischen den Lauten und überhaupt die Ersetzung oder gar Auslassung einzelner Laute.

- Dieselben Wörter auf „-ben“, „-pen“, „-den“, „-ten“, „-gen“ oder „ken“ können wir im Gegensatz dazu mit einem deutlichen [ə], [e] oder gar [ɛ] bil*d e n*. Damit signalisieren wir im Sinne einer Überartikulation allerdings das Bemühen, hochsprachlich korrekt zu sprechen, oder lassen dialektale Klänge erahnen.
- Wenn wir uns darauf beschränken, nur die letzten beiden Konsonanten klingen zu lassen („bn“, „dn“, „gn“ etc.), uns federnd vom einen zum anderen bewegen und keinerlei [ə] hören lassen, erreichen wir eine relativ unaufwändige und gut verständliche Aussprache. Im Rahmen einiger Dialekte und der Jugendsprache wäre das aber immer noch zu viel des Guten.

Hörbeispiel 56: Endsilbenvariationen

- Wörter wie „gehen“ oder „sahen“ sprechen wir vollkommen verständlich und normgerecht, wenn wir das „h“ nicht extra betonen, sondern direkt von Vokal zu Vokal wechseln: [ge:ən] und [za:ən]

Hörbeispiel 57: Ein „h“ im Wort

- Oft scheiden sich die Geister an der Frage, wie wir ein „R“ korrekt sprechen sollten. Dabei geht es um die Bildungsarten: rollend mit der Zungenspitze, rollend mit dem Zäpfchen oder mit einem reibenden oder vokalischen Ersatzlaut.
  - Am Wort- und Silbenanfang haben wir dabei die freie Wahl – allerdings wirkt ein Zungenspitzen-„r“ in der Standardaussprache meist zu dominant, nur in wenigen Dialekten wie dem Fränkischen ist es üblich. Bei einem „R“ in einem Konsonantencluster am Wort- und Silbenanfang (z.B. „Freude“, „Brot“) ist das Rollen mit Zungenspitze oder Zäpfchen motorisch zum Teil recht schwierig. In der Regel realisieren wir in dieser Position das „R“ durch einen Reibelaut.

Hörbeispiel 58: „r“-Varianten

  - Ein „R“ am Wort- oder Silbenende rollen wir nie (außer in wenigen Dialekten wie dem Schweizerdeutsch), sondern vokalisieren es in Richtung eines „Schwa“-Lautes [ə]. Zu den typischen sog. Westfalismen gehört in diesem Zusammenhang ein Vokalisieren in Richtung [a], wobei wir den vorangehenden Vokal geschlossener als in der Hochlautung bilden.

Hörbeispiel 59: Ein „r“ am Ende

- In der Regel vokalisieren wir auch die inlautenden „R" – nur wenn wir besonders sonor und kraftvoll klingen wollen, werden wir eine gerollte Variante wählen. Am Niederrhein werden sie allerdings durch einen Reibelaut ersetzt, der dem „ch" in „ach" ähnelt.

Hörbeispiel 60: Ein „r" im Wort

- Das „s" und „ch" ersetzen wir in deutschen Dialekten sehr oft durch ein „sch", und das zeigt sich auch entsprechend leicht beim Vorlesen. Hier müssen wir sehr gut Acht geben, welche Aussprachenorm wir anstreben. Am Niederrhein können wir diese und gleichzeitig eine gegensätzliche Variante hören: Aus „sch" wird „ch" und aus „ch" wird „sch". Dies kann dann sogar zu Missverständnissen führen wie in diesem Beispiel: „Die Menschen gehen zur Kirche" wird zu „Die Männchen gehen zur Kirsche".
- Eine klangliche Variation des „s" am Wort- und Silbenanfang können wir in süddeutschen Dialekten hören: „Sonne" bilden wir eigentlich mit einem stimmhaften „s" (in phonetischer Schrift [z]), dort aber mit einem stimmlosen. Besser verständlich ist sicher die stimmlose Variante, klangvoller die stimmhafte.
- Die Art, wie wir das „-ig" am Wortende z.B. in „wenig", „schaurig", „König", „königlich" sprechen, verrät ebenfalls, ob wir eher aus dem Norden oder Süden des deutschen Sprachraumes kommen. Im Norden und in der traditionellen Bühnensprache sprechen wir es als „-ich", im Süden als „-ik". Allerdings sollten wir es auch im Norden als „-ik" sprechen, wenn weitere Silben folgen, die ebenfalls als „-ich" gesprochen werden: wie eben bei „königlich".

Hörbeispiel 61: „-ig" am Wortende

Lautmalerei

Die perkussive Qualität der Konsonanten und die klangliche Wirkung der Vokale sollten wir bei manchen Texten durchaus offensiv nutzen. Unsere umgangssprachliche Artikulation mit der Tendenz zur Vereinfachung kommt uns dabei aber oftmals in die Quere.

> Im Gedicht „Das Feuer" beispielsweise (s. Kap. 2.3.6 „Vokalklang und Konsonantengeräusch") zerstören wir mit der umgangssprachlichen Aussprache von „knickng" und „knackng" den lautmalerischen Charakter des „ck".

Ein schönes Beispiel für eine besonders facettenreiche Anwendung der plastischen Artikulation ist die „Ursonate" von Kurt Schwitters:

„Fümms bö wö tää zää Uu, pögiff, kwiiee.
Dedesnn nn rrrrr, Ii Ee, mpiff tillff toooo? Till, Jüü-Kaa. (gesungen)
Rinnzekete bee bee nnz krr müü? ziiuu ennze ziiuu rinnzkrrmüüüü;
Rakete bee bee.
Rummpff tillff toooo?“
(Schwitters 1922–32 in Schwitters 1993, 10)

Im folgenden Beispiel, einem Gedicht aus „Alice hinter den Spiegeln“ von Lewis Carroll in einer Übersetzung von Christian Enzensberger, finden wir die Wortbildung nicht gar so ungewöhnlich. Doch letztlich bleibt aufgrund der Fantasiebegriffe der Inhalt auch hier weitgehend frei für unsere Assoziationen – und somit kommt unseren *paraverbalen Zeichen* wieder eine besondere Rolle bei der sprecherischen Interpretation zu:

„Der Zipferlake
Verdaustig wars, und glasse Wieben
Rotterten gorkicht im Gemank;
Gar elump war der Pluckerwank,
Und die gabben Schweisel frieben.

‚Hab acht vorm Zipferlak, mein Kind!
Sein Maul ist beiß, sein Griff ist bohr!
Vorm Fliegelflagel sieh dich vor,
Dem mampfen Schnatterrind!‘

Er zückt' sein scharfgebifftes Schwert,
Den Feind zu futzen ohne Saum,
Und lehnt' sich an den Dudelbaum
Und stand da lang in sich gekehrt,

In sich gekeimt, so stand er hier;
Da kam verschneff der Zipferlak
Mit Flammenlefze angewackt
Und gurgt' in seiner Gier.

Mit eins! und zwei! und bis aufs Bein!
Die biffe Klinge ritscheropf!
Trennt er vom Hals den toten Kopf,
Und wiehernd sprengt er heim.

‚Vom Zipferlak hast uns befreit?
Komm an mein Herz, aromer Sohn!
O blumer Tag! O schlusse Fron!‘
So kröpfte er vor Freud.

Verdaustig wars, und glasse Wieben
Rotterten gorkicht im Gemank;
Gar elump war der Pluckerwank,
Und die gabben Schweisel frieben."
(Carroll/Enzensberger 1998, 27f)

Technische Raffinessen

Wollen wir beim Vorlesen mit artikulatorischen Feinheiten spielen, müssen wir uns die einzelnen Möglichkeiten der Lautbildung unabhängig voneinander verfügbar machen. Die Geräusche und Klänge können wir sicher nicht eindeutig bestimmten Wirkungen zuordnen – je nach Situation bringen wir damit wahrscheinlich Verschiedenes zum Ausdruck. Dennoch erlauben uns unsere Hörgewohnheiten, typische Wirkungen zu erwarten:

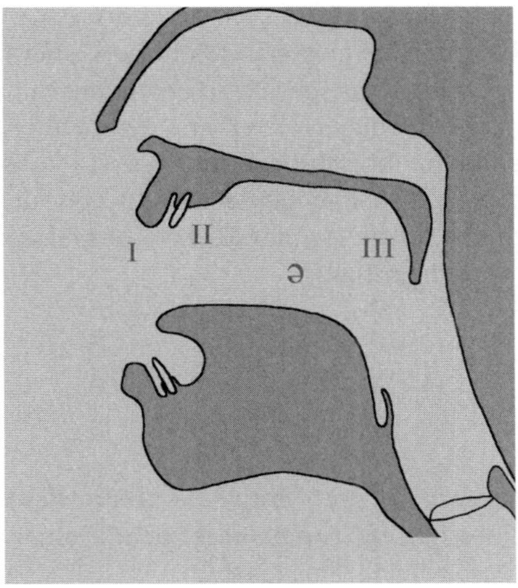

Artikulationszonen
(Laute in phonetischen Symbolen):

I *Konsonanten:* p, b, f, v, m
II *Vorderzungenvokale*
Konsonanten: t, d, s, z, ʃ, ʒ, l, n, r
III *Hinterzungenvokale*
Konsonanten: k, g, j, ç, ŋ, x, ʀ
Kehlkopf: ʔ, h

Abb. 3.1: *Laute*

- Konsonanten und Vokale können wir als Auslaut eines Wortes auf dreierlei Weise enden lassen: *federnd* (sehr plötzlich und präzise lösend), geklemmt (die Artikulationsstellung behalten wir bei und unterbrechen den Atemstrom) oder behaucht (wir lösen die Artikulationsspannung und lassen zusätzliche Atemluft verströmen). Die stark behauchte Variante des Plosivs „t" hören wir dann als „thh" oder fast schon „z". Ein „geklemmtes" Wortende erzeugt einen abrupten Stopp und signalisiert dabei oftmals Zurückweisung und Abblocken. Ein stark behauchtes Ende kann einen seufzenden Charakter annehmen und damit Schwere, Kraftlosigkeit, Erleichterung, Wehmut oder resignierende Hoffnungslosigkeit ausdrücken (s. Hörbeispiele 25, 26, 36).
- Die Art, wie wir die Konsonanten bilden, hat am Wort- und Silbenbeginn Einfluss auf die nachfolgenden Vokale. Dabei nennen wir den Übergang von Konsonant zu Vokal am Wort- und Silbenbeginn Lautgriff. Diesen können wir unterschiedlich

gestalten. Entweder bilden wir den Konsonanten prägnanter und der Vokal tritt zurück oder umgekehrt. Bei unkontrollierten, affektiv geprägten Äußerungen erwarten wir eher dominante Konsonanten: „Ach *du* *sch*ei…“, „*D*as *d*arf *d*och nicht *w*ahr *s*ein!“, „*P*ass *d*och *a*uf!“, „*W*ie *bl*öd!“ oder „*B*ooaa!!“ und „*W*ahn*s*inn!!“. Die Hervorhebungen markieren die besondere Betonung der jeweiligen Laute (s. Hörbeispiel 41: Dominante Konsonanten).

- Sollen die Vokale klar und klangvoll werden, gilt der Leitsatz: „Wenn der Konsonant platzt, ist der Vokal schon da.“ In diesem Falle reduzieren wir also die Behauchung. Im Norden ist das weniger üblich, im Süden umso mehr. Dabei müssen wir wiederum berücksichtigen, dass in verschiedenen Dialekten und Nationalsprachen Behauchungen (= Aspiration, sie bedeutet annähernd ein „h“) nach den Konsonanten, insbesondere den Plosiven, normal und notwendig sind. In manchen Sprachen führen ein [t] oder ein [th] am Wortanfang sogar zu Bedeutungsunterschieden. Im Hessischen ist z.B. die Behauchung des „p“ so sehr reduziert (und zusätzlich ist der Lautübergang so weich fließend), dass wir das Wort „Papa“ als „Baba“ hören. Man unterscheidet wohl noch ein sog. „hartes b“ von einem „weichen b“ – für norddeutsche Ohren allerdings nur schwer zu erkennen. Nun lässt das Ausmaß der Behauchung aber neben der dialektalen Komponente auch weitere Assoziationen entstehen. Rein sprechtechnisch bedeutet eine stärkere Behauchung immer ein wenig Luftverschwendung, und sie beeinflusst den folgenden Vokal auch im Sinne eines hauchigen Stimmklanges. Es entsteht leicht eine kurzatmige, mitunter sehr spannungsarme Wirkung.

Hörbeispiel 62: Behauchte Konsonanten

- Aber auch die Vokaleinsätze selbst können wir variieren. Entweder hören wir a) zu Beginn einen leichten Hauch oder b) einen harten Stimmeinsatz oder c) einen weichen (zuweilen auch „physiologisch fest“ genannten) Einsatz.

Hörbeispiel 63: Stimmeinsätze

- Wir haben die Möglichkeit, unsere Konsonanten „weiter vorn“ oder „weiter hinten“ zu bilden. Nehmen wir einmal den plosiven Konsonanten „t“, bei dem wir einen ziemlich großen Spielraum haben, wo wir mit unserer Zunge die Zähne oder den Gaumen berühren. Wir können die Zunge gegen die Zähne drücken, mit ihr direkt hinter den Zähnen den Zahndamm berühren oder bis fast in der Mitte des Gaumens den notwendigen Verschluss bilden und wieder lösen. Natürlich klingt das „t“ immer etwas unterschiedlich, doch werden wir es immer noch als ein „t“ erkennen.
- Ebenfalls in der sog. *zweiten Artikulationszone* (beginnend bei den Zähnen und dem Zahndamm bis ungefähr zur Mitte des Gaumens; s.a. Abb. 3.1) bilden wir

mit dem Zungenvorderteil und der Zungenspitze die Konsonanten „s“ und „sch“. Im Gegensatz zum gerade erwähnten „t“ gilt für ein als korrekt empfundenes „s“ eine viel geringere Toleranzbreite. Wir erwarten, dass wir die Zungenspitze weit vorn oben im Mund schweben lassen und die Zähne gerade nicht berühren. Wenn wir es nicht so bilden, erscheint es uns sofort als „gelispelt“. Allerdings können wir bei Schauspielern und Rezitatoren oftmals eine Variante hören, bei der sich das „s“ dem „sch“ annähert (vermutlich handelt es sich dabei um die sog. „dorsale“ Lautbildung mit dem Vorderteil der Zunge und nicht um die präzisere „apikale“ mit der Zungenspitze). Genau genommen könnten wir dies als eine leicht fehlerhafte Bildungsweise ansehen – eine ästhetisch besonders wertvolle Variante ist es sicher nicht.

Hörbeispiel 64: Vor- und rückverlagerte „t“ und „s“

- Bei den Vokalen haben wir ebenfalls einen großen Spielraum. Wir können z.B. ein „a“ so bilden, dass es „halsiger“ und dumpfer wirkt oder eben weiter vorn. Wir können das durch die sog. Koartikulation (gegenseitige Beeinflussung benachbarter Laute) provozieren: Beim „na“ werden wir das „a“ weiter vorn erleben, beim „nga“ entsprechend rückverlagert.
- Wenn wir unser Sprechtempo verlangsamen und uns gleichzeitig sehr behutsam von Laut zu Laut vorwärtsbewegen, können wir den Eindruck erwecken, als ob wir die Worte auf der Zunge zergehen lassen. Dabei stauen wir unseren Ausatem immer ein wenig vor dem Lösen der Artikulationsspannung, und die Luft entweicht wie aus einem Überlaufgefäß in einem kleinen Schwall (s. „Der Nachschlag“ von Bertold Brecht, Seite 49).
- Achten wir einmal besonders auf den sog. *„Schwa“-Laut* [ə]. Ihn bilden wir dann, wenn sich unsere Zahnreihen nicht berühren, die Lippen leicht geöffnet sind und unsere Zunge locker am Mundboden liegt. Dieser Vokal kostet uns am wenigsten muskulären, formenden Aufwand – unter ökonomischen Gesichtspunkten eine hervorragende Ausgangslage. Jeden anderen Laut – ob Vokal oder Konsonant – bilden wir, indem wir die Lippen in eine bestimmte Stellung bringen (vorwölben bzw. runden oder mit der Unterlippe die oberen Schneidezähne berühren) oder mit der Zunge den Mundraum entsprechend verformen: vorn hebend (bei den helleren „Vorderzungenvokalen“ [æ], [ɛ], [e], [ɪ], [i] oder den entsprechenden Konsonanten der zweiten Artikulationszone; s.a. Abb. 3.1) oder hinten hebend (bei den dunkleren „Hinterzungenvokalen“ [ɔ], [o], [ʊ], [u] oder den entsprechenden Konsonanten der dritten Artikulationszone). Immer wenden wir dabei eine (Ventil-)Spannung auf, die wir am Ende des Lautes plötzlich lösen können. Dabei kehren wir in diese „Schwa“-Laut-Position [ə] federnd zurück – wobei wir das [ə] auch stimmlos realisieren können, damit wir z.B. nicht „gute“, sondern „gut“ sagen. Die Kiefer- und Zungenbewegung ist allerdings in beiden Fällen gleich. Wie bei allen handwerklichen Tätigkeiten sollten wir auch bei den Artikulationsbewegungen einen rhythmischen Wechsel von Anspannen und Lösen beachten. Je

häufiger wir im Sprechablauf den gelösten Zustand dieser „Artikulationsmittellage“ zwischenzeitlich ermöglichen, umso facettenreicher und dauerhafter steht uns unsere Artikulation zur Verfügung und begünstigen wir die optimale Resonanzwirkung unseres Ansatzrohres. Für Konsonant-Konsonant-Verbindungen („pfl“, „pr“, „ps“, „dr“, „zw“, „lf“, „schl“, „str“, „kl“, „kn“ etc.) können wir zur Übung jeweils den [ə]-Laut zwischen die Konsonanten einfügen (z.B. „K[ə]nopf[ə]loch“ oder „Pf[ə]laume“, „Sch[ə]lange“ oder „St[ə]raße“). Immer geht es darum, dass wir die Laute mit möglichst deutlichem Übergang voneinander abgrenzen, damit uns unsere Zuhörer leichter verstehen und wir nicht mit der Zeit in den Artikulationsabläufen zu fest und zu eng werden.

Hörbeispiel 65: „Schwa“-Laut

- Einen verblüffenden Unterschied in der Sprechwirkung erzielen wir, indem wir in den kurzen Zäsuren zwischen den Sinneinheiten den Mund entweder schließen oder offen lassen. Rein artikulationsmotorisch betrachtet ist ein Lippenschluss zumeist eine überflüssige Bewegung, denn er ist nur bei den Lippenlauten („p“, „b“, „m“) überhaupt sinnvoll denkbar. Das stimmhafte „b“ wandeln wir allerdings in deutscher Hochlautung am Wortende zu einem stimmlosen „p“ (z.B. wird „lieb“ in phonetischer Umschrift mit [li:p] bezeichnet). Das „p“ nun endet zwingend mit offenen Lippen, da wir deren Verschluss ja sprengen müssen, um den Plosiv auch hörbar werden zu lassen. Es bleibt also nur das „m“, bei dem wir die Lippen geschlossen lassen können. Betrachten wir nun die Wortanfänge. Welche Wörter beginnen mit verschlossenen Lippen? Dies sind natürlich ebenfalls nur diejenigen, die einen Lippenlaut („p“, „b“, „m“) als Anlaut haben. Also nur bei einem „m“ im Auslaut und einem „p“, „b“ oder „m“ im Anlaut könnten wir zwischen zwei Worten sinnvoll die Lippen geschlossen halten. Alle anderen Konstellationen erfordern das Öffnen unserer Lippen. Schließen wir sie, entsteht immer wieder ein Klangstau, der Sprechfluss stockt.

Hörbeispiel 69: „Gleichnis“ – mit und ohne Klemmen und Abspannen

- Wir benötigen für eine gute Tragfähigkeit, Klangentwicklung und Verständlichkeit die Schalltrichterfunktion unseres Mundvorhofs (der Raum zwischen Lippen und Schneidezähnen). Wenn wir nun unsere Mundwinkel breit ziehen und die Lippen an die Zähne schmiegen, ist dies stimmtechnisch nachteilig, andererseits gewinnen wir eine zusätzliche Ausdrucksfacette. Mit dieser „schmallippigen“ Artikulation wirken wir schnippisch, zurückhaltend und abweisend (s. Hörbeispiel 52: Klang des Mundvorhofs).
- Das „ch“ sprechen wir in zwei Varianten: dem „ich“- und dem „ach“-Laut. Letzterer klingt weit hinten im Rachen. Daher sind wir mitunter versucht, ihn aus

stimmbildnerischer Absicht weiter vorn zu bilden, sodass der Unterschied zum „ich"-Laut verschwimmt. Hier sollten wir allerdings vorsichtig zurückhaltend sein, denn sonst klingen wir schnell gekünstelt.

3.1.5 Wer es eilig hat, der gehe langsam

Für unser Sprechtempo können wir kaum eine verbindliche und allgemeingültige Orientierung erhalten. „Angemessen" ist dabei stets das wesentliche Kriterium: angemessen an die Aufnahmekapazität der jeweilig Zuhörenden, angemessen an die inhaltliche Dichte des jeweiligen Textes und angemessen an unsere jeweiligen artikulatorischen Fähigkeiten. Gleichwohl können wir Erfahrungswerte zugrunde legen. Bei einer natürlich sehr großen individuellen Variationsbreite empfinden wir ca. 320 Silben pro Minute als durchschnittliche Geschwindigkeit; 200 und weniger Silben erleben wir als sehr langsam, 500 und mehr als sehr schnell. Diese Silbengeschwindigkeit müssen wir nun aber mit der Mitteilungsgeschwindigkeit in Beziehung setzen. Wir kennen Sprechende, die bei einer hohen Silbengeschwindigkeit sehr viele und sehr lange Pausen machen: Die Zahl der Mitteilungen pro Zeiteinheit sinkt. Entsprechend steigt die Mitteilungsgeschwindigkeit, wenn wir bei hoher Silbengeschwindigkeit wenige und nur kurze Pausen machen. Wenn wir nun mit diesen Phänomenen spielen, können wir dieselbe Mitteilungsgeschwindigkeit erzielen bei a) geringer Silbengeschwindigkeit und wenigen und kurzen Pausen und b) hoher Silbengeschwindigkeit und häufigen und langen Pausen.

Wir werden uns als Hörer mit dem Fall b) leichter tun, denn trotz der hohen Silbenzahl pro Sekunde können wir die Inhalte durch die deutlichere Gliederung besser aufnehmen und verarbeiten. Neigen wir also zu hohem Tempo, sollten wir zuerst daran denken, unsere Pausenzahl zu erhöhen und deren Dauer zu verlängern.

„Wir Neuzeitmenschen, die wir Tag für Tag ganze Arme voll Druckpapier hinunterschlingen müssen, haben unserem Auge eine raffinierte Technik des Lesens abgewonnen, die manchmal gescholten wird, und die in der Tat kulturfeindlich wirkt, sobald sie sich auf Sprachwerke richtet, die nur in schrittweisem Wortwägen wirklich da sind. Wenn ich über ein Gedicht so hinflitze, daß ich seinen Sätzen nur eben Verstandensein entnippe: aha Liebe, aha Küssen, dann verschwindet es einfach. Ich bin sofort wieder draußen; [...]" (Geißler 1941 zit. n. Schweinsberg 1946, 275)

Natürlich geht es nicht nur um den rein technischen Aspekt. Wenn wir beim Vorlesen unsere sinnliche Vorstellungskraft aktivieren – wir „beobachten", „lauschen", „riechen", „schmecken", „spüren" –, verlangsamen wir automatisch unser Sprechtempo und sprechen gleichzeitig intensiver. Wir lassen unsere Worte gleichsam auf der Zunge zergehen und sprechen einfach mit Lust.

Genauso wie beim Tempo können wir beim Thema Pausen keine allgemeingültigen Regeln formulieren, denn zu viele Faktoren spielen da hinein. Selbst die naheliegende Vermutung, dass zumindest durch Kommata und Punkte Pausen vorgegeben wären, hilft uns nicht wirklich weiter. Für eine Pausensetzung, die sich allein am Text orientiert, dürfen wir nicht die rein grammatikalische Gliederung zu Rate ziehen.

Beim Sprechen und also auch beim reproduzierenden Vorlesen geht es um sinnerschließendes Sprechen und folglich um Sinnschritte. Satzzeichen folgen aber oft genug ihren eigenen (schriftsprachlichen) Regeln. Sie dienen *nicht immer* der Sinngliederung und stellen also keine verbindlichen Sprechhinweise dar. Für das Vorlesen benötigen wir eine Gliederung, bei der wir uns ausschließlich an den Sinneinheiten orientieren – und die können einerseits über Vers- und Satzgrenzen hinausreichen und andererseits zuweilen sogar nach einzelnen Worten bereits beendet sein.

„Es war ein König in Thule
gar treu bis an das Grab,
dem sterbend seine Buhle
einen gold'nen Becher gab"
(Goethe 1980, 83)

In dieser Strophe lädt die Versgliederung dazu ein, am Ende jeder Zeile eine Pause zu machen – die Vertonung des Gedichtes, die für viele eine Assoziation darstellt, unterstützt diese Tendenz oft genug. Das Gedicht aber so zu lesen, führt zu einem gleichförmigen, „leiernden" Sprechen. Es lässt die inhaltliche Aussage hinter die formale Gestaltung zurücktreten und behindert eher die Sinnaufnahme. Wir sollten bei einem Text, der derart starke formale Gestaltungselemente zeigt, diese nicht noch extra betonen, sondern eine sinnvolle inhaltliche Gliederung unterstützen. Die Sprechfassung würde also nach „Thule" und „Buhle" jeweils eben keine Pause aufweisen – trotz der Versgrenzen.

Bei anderen Texten kann es dagegen sehr spannend sein, die versbedingt entstehenden kurzen Pausen auch zu machen. Betrachten wir dies in der Ringparabel aus „Nathan der Weise" von Lessing. Schauspieler und Rezitatoren verzichten oft darauf, die Versstruktur zu berücksichtigen. Achten wir nun einmal darauf, an den markierten Stellen die Versübergänge mit einer kleinen Spannungspause zu sprechen (die aber wirklich sehr kurz sein muss und in der wir geräuschlos unseren Atem ergänzen):

„Vor grauen Jahren lebt' ein Mann in Osten,
Der einen Ring von unschätzbarem Wert
***aus lieber Hand** besaß. Der Stein war ein*
***Opal**, der hundert schöne Farben spielte,*
Und hatte die geheime Kraft, vor Gott
***Und Menschen** angenehm zu machen, wer*
***In dieser Zuversicht** ihn trug. Was Wunder,*
Daß ihn der Mann in Osten darum nie
***Vom Finger** ließ; und die Verfügung traf,*
***Auf ewig** ihn bei seinem Hause zu*
***Erhalten**? Nämlich so. Er ließ den Ring*
Von seinen Söhnen dem geliebtesten;
Und setzte fest, daß dieser wiederum
Den Ring von seinen Söhnen dem vermache,

***Der ihm** der liebste sei; und stets der liebste,*
***Ohn' Ansehn** der Geburt, in Kraft allein*
***Des Rings**, das Haupt, der Fürst des Hauses werde […]"*
(Lessing 1969, 71f – Hervorhebungen durch den Autor)

Hörbeispiel 66: „Ringparabel" – Wirkung des Zeilensprunges

3.1.6 Wir setzen Akzente

Betonungen setzen wir ein, wenn wir im Sprechfluss auf einzelne Worte besonders hinweisen wollen. Dabei produzieren wir die betonte Silbe des Wortes lauter oder höher, wir sprechen das Wort erst nach einer kleinen Staupause aus oder verändern den Stimmklang. Mit diesen Maßnahmen lenken wir die Aufmerksamkeit unserer Zuhörer auf eben dieses Wort. Wir können uns nun die Frage stellen, welchen Worten wir in unserer Aussage diese besondere Wichtigkeit zumessen wollen und wie viele solcher Worte es in dem jeweiligen Sinnabschnitt oder Satz gibt bzw. geben sollte – und: Können wir auch falsch betonen? Auf diese letzte Frage lässt sich eine einfache Antwort geben: im Prinzip nein. Mit unseren Betonungen spiegeln wir immer wider, wie wir den Text verstehen. Wenn wir nun aber zu häufig und an sinnwidrigen Stellen Akzente setzen und damit die Zuhörer auf falsche Fährten locken, dürfen wir vermuten, dass wir selbst den Text offenbar ebenfalls nicht so gut verstanden haben. Unsere undifferenzierten Betonungen verraten sozusagen unsere Unklarheit.

Normale Hörerwartung

Wir erlernen Sprache und Sprechen zunächst durch einfaches Nachsprechen und lernen dann die Verknüpfungsregeln. Noch im Kindesalter entdecken wir typische, immer wiederkehrende Formen, die wir beim Zuhören mühelos einordnen und wiedererkennen können. Solche Hörmuster betreffen den Sprachstil (Wortwahl und Satzbau) und den Sprechstil. Sie erleichtern uns bei der Flut an Sprachangeboten, die auf uns einströmen, die Filterung: Wir hören dann ein typisches Stichwort oder eine gewohnte Melodie, ordnen die gewohnte Bedeutung zu und entscheiden (meist intuitiv), inwieweit wir uns weiter damit befassen. Dies ist ganz klar eine nützliche Fähigkeit, sie birgt aber auch eine Gefahr in sich: Wir hören nicht mehr genau hin und verarbeiten diese Stereotypen nicht mehr bewusst und kreativ. Und auf der Basis dieser Hörmuster entwickeln wir natürlich auch unsere eigenen Sprechmuster. Wir greifen dann zu bewährten Formen, in die wir mitunter beliebige Inhalte hineingeben – ohne zu überprüfen, ob das dann zu einer kongruenten Aussage führt. Mit einigen typischen Melodie- und Klangmustern haben wir uns in Kapitel 2.3.2 („Wie klingt der Text") bereits befasst.

Nun gehen wir aber noch einen Schritt weiter und achten einmal darauf, wie wir ganz im Detail Umgangssprache hören und produzieren. Wir machen es unseren Zuhörern viel leichter, wenn wir diese Hörmuster berücksichtigen. Und immer dann, wenn wir Texte vorlesen, die von diesen Mustern stark abweichen, sind wir besonders gefordert, unsere Zuhörer beim Aufnehmen und Verstehen des Inhaltes zu unterstützen. Mit Sicherheit helfen uns dabei die Erfahrungen, die beim Sprechen im Rundfunk gewonnen wurden. Natürlich geht es für uns nicht darum, Texte im Sinne des „Schreiben fürs Hören" zu verfassen – unsere Texte liegen ja bereits vor. Aber wir können versuchen, unsere Sprechweise durch Tempo, Gliederung und Betonung dieser umgangssprachlichen Hörgewohnheit anzupassen und / oder mit der Inszenierung der Situation (z. B. durch Anmoderationen, visuelle Illustrationen, eingeschobene Erklärungen) das Verstehen zu erleichtern. Wir müssen uns einfach davon leiten lassen, dass wir jeden noch so anspruchsvollen, wichtigen Inhalt und jede noch so kunstvolle Textstruktur nur dann erfolgreich unseren Zuhörern vermitteln, wenn wir diese damit eben auch erreichen. Gehen wir also einmal von folgenden „normalen" Gegebenheiten aus:

- Wir wirken besonders dann durch unsere persönliche Eindringlichkeit, wenn wir uns konkret an die Zuhörer richten.
- Wir müssen das, was wir hören, situativ einordnen können. Wenn wir daran zweifeln, dass unsere Zuhörer die notwendigen Informationen zur Verfügung haben, müssen wir die Texte in der Situation so gestalten und ggf. erläutern, dass sie für genau diese Zuhörer verstehbar werden.
- Unsere Zuhörer können unsere Sätze nicht noch einmal lesen oder im Text zurückblättern, sie müssen im ersten Moment alles Wichtige erfassen. Wenn sie dem Inhalt nicht mehr folgen können, steigen sie aus.
- Allein die Tatsache, dass wir Texte vorlesen, treibt unser Sprechtempo gewöhnlich an.
- Unser Kurzzeitgedächtnis kann nur sechs bis acht Sekunden speichern. Deshalb verstehen wir längere Sätze schwerer – zumal wir sie meist auch schneller sprechen. Und aller Erfahrung nach enthalten unsere gewohnten Sinneinheiten im Schnitt auch nicht mehr als sechs bis zehn Wörter.
- Sprechen geht linear, in kleineren Schritten vonstatten. Deshalb bewirken mehrere Gedankengänge in einem Satz eine gedankliche Verdichtung, die nichts mit dem schrittweisen Entwickeln und Verstehen beim Sprechen und Hören zu tun hat – kurz gesagt: Jeder Gedanke benötigt einen eigenen Satz.
- Mit gleichförmigen Darstellungen behindern wir das Hörverstehen unserer Zuhörer. Die immer wiederkehrende Form etwa von Nachrichten, Wetterberichten, Märchen, Referaten, Predigten – insgesamt alles Uniformierte und Stereotype erschwert es uns, die wichtigen Aspekte der Mitteilungen herauszuhören.
- Mit der immer gleichen Abfolge von Subjekt, Verb, Zeit, Ort und Objekt wirken wir auf Dauer einschläfernd. Jede Abweichung von dieser Formel widerspricht zunächst der Erwartung unserer Zuhörer und weckt damit ihre Aufmerksamkeit.
- Hörverstehen gelingt uns nur bei geeigneter Gliederung gut, denn unklar Gegliedertes können wir nicht in den dafür notwendigen Portionen hörend verarbeiten.
- Wenn wir spontan sprechen, gibt es in jedem Sinnschritt immer nur einen Begriff, um den herum oder auf den hin wir uns sowohl im Sprechdenken als auch

im Verstehen bewegen. Daran orientieren wir unsere Betonung und müssen das auch beim Vorlesen genauso nachvollziehen. Üblicherweise erwarten wir diesen „Satzkern" am Ende eines Sinnabschnittes.

- Wenn das Wichtigste am Satzende steht, gelingt es uns leichter, den Spannungsbogen weiterzuführen, und unsere Zuhörer können besser folgen.
- Durch inhaltliche Wiederholungen und Redundanz durch wiederaufnehmende oder auflockernde Elemente können die Zuhörer das Gesagte mit Vorhergehendem leichter verknüpfen.
- In einer Aufzählung geben wir dem letzten Glied die stärkste Betonung. Bei mehreren Attributen z. B. steht das speziell charakterisierende hinten: „Der große, rote, hüpfende Ball".
- Wenn wir weniger wichtige Inhalte als „Nachklapp" anhängen (etwa die Quelle in Nachrichtenmeldungen), lenken wir die Achtsamkeit unserer Zuhörer vom eigentlichen Thema ab. Denn den Schluss nehmen wir am deutlichsten wahr: „Der ehemalige Generalinspekteur Schneiderhan hat sich von Äußerungen des Bundesverteidigungsministers zu Guttenberg distanziert, berichten alle Hauptstadtblätter."
- Am besten verstehen wir möglichst einfache Wörter, die möglichst wenige Silben und möglichst keine Konsonantencluster („Str-", „Pfr-", „Schiffsschraube" etc.) enthalten. Ansonsten sind sie nämlich schwerer zu sprechen und hörend zu verstehen – längere Wörter erhöhen zudem das Versprecherrisiko!
- Ungebräuchliche Wörter und Wendungen, Fremdwörter und Abkürzungen können leicht unser Hörverstehen stoppen. Wenn wir dann versuchen, z. B. eine Abkürzung zu entschlüsseln, „verlieren wir den Faden".
- Unsere spontan gesprochenen Sätze sind oft unvollständig, auf die notwendige Information beschränkt. Schachtelsätze kommen nicht vor.
- Im spontanen Sprechen bevorzugen wir aktive Formen, da sie anschaulicher und damit wirkungsvoller sind als passive. Außerdem sind Passivkonstruktionen meist länger als Aktivformen.
- Partizipialkonstruktionen prägen eher die Schriftsprache, denn sie verdichten die Satzaussage und wir tun uns schwerer, sie beim Vorlesen lebendig darzustellen.
- Viele Zahlen können wir hörend nur schwer verstehen, weil sie hochabstrakt sind und wir sie nur schwer besonders anschaulich machen können.
- Klangwiederholungen oder aufeinanderfolgende gleiche Wortanfänge („Wollt Ihr ihr ihre irische Herkunft absprechen?") sind für den Sprechvorgang ungünstig.
- Unsere Aufmerksamkeit lenken wir üblicherweise primär auf Substantive und Verben, denn sie sind als inhaltstragende Wörter für das Verstehen hauptverantwortlich. Adjektive und Funktionswörter (Konjunktionen, Präpositionen, Pronomen, Negationen etc.) nehmen wir zwar zur Kenntnis, betonen sie aber nicht. Anderenfalls ändern wir die Bedeutung wie im folgenden Beispiel:

> Der erste Satz entspricht der normalen Hörerwartung an eine Bitte, wenn wir nicht noch weitere Intentionen zum Ausdruck bringen wollen:
> – „Ich bitte dich um ein Glas warmes W**á**sser"

Bei den folgenden Sätzen entstehen andere Botschaften:
- „**Í**ch bitte dich um ein Glas warmes Wasser" – ich und kein anderer.
- „Ich b**í**tte dich um ein Glas warmes Wasser" – womöglich war die erste Aufforderung zu unhöflich, und der Angesprochene hat unwirsch reagiert.
- „Ich bitte d**í**ch um ein Glas warmes Wasser" – dich und keinen anderen.
- „Ich bitte dich um **é**in Glas warmes Wasser" – es soll wirklich nur eines sein – oder der Angesprochene kommt mit mehreren Gläsern und wir weisen ihn zurecht.
- „Ich bitte dich um ein Gl**á**s warmes Wasser" – nicht etwa eine Tasse.
- „Ich bitte dich um ein Glas w**á**rmes Wasser" – nicht etwa kaltes Wasser.
- „**Í**ch b**í**tte d**í**ch **ú**m **é**in Gl**á**s w**á**rmes W**á**sser" – vielleicht eine inständige Bitte nach mehrmaligen fruchtlosen Versuchen oder gar eine wütende Aufforderung?

Hörbeispiel 67: Betonungen

- Wir sind gewohnt, Floskeln mit wenig Betonung und eher nebenbei zu sprechen und zu hören. Aber obwohl sie inhaltlich wenig aussagen, erleichtern sie uns die Kontaktaufnahme und unterstützen uns beim Schaffen einer herzlichen Atmosphäre – wenn wir sie nur glaubwürdig sprechen. Es sollte also nicht um die Frage gehen, ob wir Floskeln verwenden, sondern ob wir sie lebendig sprechen.

Hörbeispiel 68: Begrüßungsfloskeln

Einschwingen

Wenn wir beim Vorlesen mit dem Rhythmus spielen, bedienen wir uns bestimmter Akzente – Lautstärke, Tonhöhe, Pausen, Stimmklänge. Dabei geht es dann nicht in erster Linie um die Betonung bestimmter Inhalte, sondern darum, mit den Zuhörern in ein Gefühl der Gemeinsamkeit einzuschwingen – ganz so, wie es uns das archetypische Bild der Mutter vermittelt, die ihr Kind im Arm wiegt. Dieses Bedürfnis nach einer lustvollen, innigen Gemeinsamkeit fühlen wir oft befriedigt, wenn wir „angerührt" werden, uns „einbezogen" und „mitgenommen" fühlen, uns „auf einer Wellenlänge" wähnen und „ins Boot geholt" werden. So heißt es in Goethes „Erlkönig":

„Willst, feiner Knabe, du mit mir gehn?
Meine Töchter sollen dich warten schön:
meine Töchter führen den nächtlichen Reihn
und wiegen und tanzen und singen dich ein."
(Goethe 1982, 154)

Jeder mitreißende Rhythmus beim Tanzen und Singen übt solch einen einladenden Zauber auf uns aus. Die Rhythmen unseres ruhigen Herzschlages und Atems sind die Prototypen für Geborgenheit vermittelnde Sprechrhythmen. Auch das Schaukeln in Hängematte, Schaukelstuhl und Gartenschaukel bietet uns diese schwingende Qualität. Wollen wir beim Vorlesen diesen Zauber nutzen, müssen wir die Besonderheit der (aus)schwingenden Bewegung auf das Sprechen übertragen.

„Im Rhythmus bringt der Verlust stets neuen Gewinn." (Coblenzer, Seminarmitschrift)

Das bedeutet: Jedes abrupte Abbrechen des Ausatemstroms und der Stimme, jedes Schließen des Mundes am Ende einer Phrase und jedes Luftschnappen (zer)stört den wiegenden Rhythmus.

„Gleichnis
Palmström schwankt als wie ein Zweig im Wind ...
Als ihn Korf befrägt, warum er schwanke,
meint er: weil ein lieblicher Gedanke,
wie ein Vogel, zärtlich und geschwind,
auf ein kleines ihn belastet habe –
schwanke er als wie ein Zweig im Wind,
schwingend noch von der willkommnen Gabe ..."
(Morgenstern 1993, 111)

Hörbeispiel 69: „Gleichnis" – mit und ohne Klemmen und Abspannen

Nicht nur beim Sprechen von Lyrik, auch im Bereich der Prosa nutzen wir diese rhythmischen Phänomene. Wenn wir angepasst an unseren aktuellen Atemrhythmus sprechen, ergibt sich bereits nach den ersten Worten eine gewisse Rhythmizität: Wir werden in ähnlichen Zeitabständen Betonungen setzen – erst einmal unabhängig vom Inhalt. Sicherlich tun wir gut daran, sinnvolle inhaltliche Betonungen mit diesem Sprechrhythmus in Einklang zu bringen. Sobald unsere Zuhörer sich an diesen Grundrhythmus gewöhnt haben, erwarten sie unwillkürlich sein stetes weiteres Fließen. Beginnen wir dann einmal etwas später oder früher mit der nächsten Phrase, entsteht bereits eine Irritation. Genau mit dieser Irritation haben Stotternde zu kämpfen. Bei ihnen ist der fließende Sprechrhythmus unterbrochen, weil immer wieder kleine artikulatorische Blockaden entstehen. Daraus entwickeln sie dann im ungünstigen Falle starke Blockaden, Kompensationsbewegungen, Sprechanstrengung und sogar grobmotorische Mitbewegungen. Wollen wir ein solches Sprechverhalten gestaltend nachempfinden, brauchen wir nur immer wieder unterschiedlich lange rhythmische Einheiten mit geklemmten Stimmabsätzen und hörbarer Schnappatmung zu kombinieren.

Irgendwie gleichförmig!

Nun kann ein sehr ruhiger, gleichmäßiger Rhythmus auch einschläfernd wirken. Wenn dann noch weitere gleichförmige Äußerungsmuster hinzukommen, ist es mitunter des Guten zu viel. Eine im wörtlichen Sinne monotone Melodieführung im Sinne einer Litanei, eine immer gleiche Melodie (ein Anheben der Stimme zum Beginn der Phrase und das Senken zum Ende oder auch die permanente, steigende Kadenz), ein Vorlesen ohne Lautstärkeunterschiede oder mit gehäuften Betonungen („Ích bítte dích úm éin Glás wármes Wásser") behindern eine inhaltliche Gliederung, wirken gleichförmig und ermüden unsere Zuhörer.

Manchmal wollen wir mit unserem Vorlesen ja auch eher konfrontieren oder gar provozieren. Dann geht es weniger um ein Einschwingen als vielmehr um ein Irritieren und Aufrütteln, um das Stören von Harmonie. Dies erzielen wir grundsätzlich dadurch, dass wir vom entstandenen Sprechrhythmus und / oder der Sprechmelodie abweichen oder andere Erwartungen nicht erfüllen. Steht z. B. das Wichtige im Satz vorn (und nicht wie üblich am Ende der Phrase), dann kann das auch förderliche Wirkung haben: Überraschung, deutlichere Akzentuierung oder Abwechslung. Vielleicht ist es im Einzelfall auch stilistisch interessant, oder wir wollen neben dem Hauptakzent am Satzende noch Weiteres hervorheben. Grundsätzlich können wir davon ausgehen, dass eine ungewöhnliche Satzstellung Aufmerksamkeit erregt.

Notation

Wollen wir uns auf das Vorlesen eines Textes vorbereiten, kann es sinvoll sein, dass wir uns Erinnerungshilfen in den Text hineinzeichnen. Analog den Akzentuierungszeichen im Notenbild könnten wir absolute Lautstärken, deren Steigerung und Minderung, Tonhöhenbewegungen, Pausen, Spannungsbögen, Atemzeichen und Artikulationshinweise notieren. Bei unterschiedlichen Rollen in dramatisch bzw. szenisch angelegten Texten kann es hilfreich sein, die entsprechenden Passagen z. B. farbig zu markieren.

Ein Grundproblem besteht darin, dass wir Gefahr laufen, uns mit der Notation davon abzulenken, in der aktuellen Situation mit all ihren auch unvorhersehbaren Momenten spontan handlungsfähig zu bleiben. Der Sinn des Textes entsteht ja nicht nur aus sich heraus, sondern wir realisieren ihn in der immer auch einzigartigen Situation. Um den textimmanenten Anforderungen an unsere Gestaltung umfassend gerecht werden zu können, ist eine solche Notation aber sicher dienlich. Da wir sowieso nicht alles vollständig notieren können, sollten wir generell so sparsam damit umgehen, dass wir unseren flüssigen Lesevorgang nicht behindern. Wenn uns das gelingt, unterstützen wir sicherlich unseren sprecherischen Ausdruck. Welche Zeichen wir wählen, ist natürlich lediglich davon abhängig, wie wir daraus Nutzen ziehen können. Die folgenden Zeichen sind daher nur als Orientierung und Anregung zu verstehen. Eine allgemeingültige und entsprechend allgemein verständliche Notation existiert nicht.

| trennt Sinnschritte
ˇ Atemzeichen
/ Hauptbetonung

\ Nebenbetonung in Sinnschritten
⋞ Melodieverlauf an Satz- und Sinnschrittgrenzen

3.2 Segen der Technik? Sprechen vor dem Mikrofon

In Kapitel 2.5.5 „Pathos und Zeitgeist“ haben wir uns bereits mit dem Thema der Schallverstärkung befasst. Im Prinzip können wir sie nur begrüßen, denn sie ermöglicht uns gestalterische Nuancen, die wir ohne sie vor größerem Auditorium niemals zu Gehör bringen könnten. Allerdings gilt auch hier: „no risk, no fun“ – wollen wir wirklich profitieren und nicht sogar Nachteile erfahren, müssen wir uns mit ein paar Details vertraut machen.

Der Segen der Technik kann natürlich auch zu einem Fluch werden, wenn wir all die Dinge, die wir für uns als Instrument beherzigen sollten, nun einfach der Korrektur durch die Tontechnik überlassen wollen. So meinte ein Rundfunksprecher zu den störenden Atemgeräuschen (s. Kap. 3.1.2 „Was uns der Atem verrät“): „Die schneide ich einfach weg“. Bei den sog. gebauten Beiträgen ist das natürlich möglich, bei Live-Sendungen nicht. Und ein einfaches Herausschneiden reicht auch nicht, da muss schon ein zeitlicher Ersatz her. Denn eine auf diese Weise verkürzte Zäsur würde dem natürlichen Sprechrhythmus entgegenstehen.

Grundsätzlich gelingt die Tonübertragung natürlich nur dann, wenn wir auch in das Mikrofon sprechen, zudem immer denselben Abstand halten und auch die Besonderheiten der Tontechnik berücksichtigen. Diese Hinweise mögen vielleicht etwas sonderbar klingen – erscheinen sie doch wie eine pure Selbstverständlichkeit.

3.2.1 Mikrofonbewusst sprechen

Allerdings haben wir sicher alle schon einmal erlebt, wie ein Sprecher oder Sänger das Handmikrofon hält und eine Kopfbewegung macht, ohne das Mikrofon im selben Abstand zum Mund mitzubewegen. Oder anders: Er macht eine spontane Geste, mit der er das Mikrofon vom Mund entfernt. Oder wir stehen vor einem Standmikrofon. Solange wir nach vorn schauen, ist das kein Problem. Doch wenn wir auch einmal nach rechts oder links schauen möchten, kommt es darauf an, dass wir nicht etwa den Kopf drehen, sondern unseren Oberkörper mit dem Kopf um das Mikrofon herum – sodass unser Mund denselben Abstand zum Mikrofon behält.

Benutzen wir ein Stand- oder Tischmikrofon, sollten wir es in seiner Position an uns anpassen. Zumeist ist das möglich – und wir müssen uns auch die Zeit dazu nehmen, denn ansonsten ist entweder die Verstärkung unzureichend oder erschwert oder wir müssen uns in eine ungünstige Körper- und vor allem Kopfposition zwingen. Wichtig ist auch, wie wir das Buch oder das Blatt halten, damit wir zum einen ungehindert daraufschauen können (nicht zu tief, damit wir nicht permanent den Kopf heben und senken müssen!) und zum anderen, damit wir nicht ans Mikrofon stoßen und Störgeräusche verursachen. Außerdem müssen wir unbedingt darauf achten, dass die Lautsprecherboxen vor uns stehen und ins Publikum abstrahlen. Wenn wir selbst mit dem Mikrofon vor den Lautsprechern stehen, droht eine unangenehme Rückkopplung mit lauten Pfeifgeräuschen.

3.2.2 Was es kann und was nicht

Damit wir vom Mikrofon auch tatsächlich optimal empfangen werden können, stehen uns je nach Situation und Bedarf unterschiedliche Typen zur Verfügung. Dazu später. Doch auch wenn wir die Mikrofonierung erfolgreich einsetzen: Wir müssen dennoch oder sogar deshalb auf bestimmte sprecherische Qualitäten achten, denn

- verfremden bzw. optimieren können wir unseren Stimmklang mittels Tontechnik bei unmittelbarer Tonübertragung nur im Hinblick auf Lautstärke und Resonanz: Wir können lauter, leiser, voller, dunkler, heller klingen, zu scharfe Zischlaute können wir etwas dämpfen, zu starke Lautstärkeunterschiede relativieren. Bei Nachbearbeitungen können wir dann Tempo und Pausen verändern und bestimmte Störgeräusche bis zu einem gewissen Maß herausfiltern.
- unsere Tonhöhe, die Melodie, Behauchung, Rauigkeiten, Stimmaussetzer, Betonungen, Artikulationsfehler und leichte -ungenauigkeiten können wir dagegen bei der Übertragung gar nicht und in der Nachbearbeitung nur zum Teil und dann mit enormem Aufwand korrigieren.

3.2.3 Sensible Mikrofone, Kompressoren und Gates

Bei der Wahl der Lautstärke und des Stimmklanges müssen wir zudem darauf achten, welchen Aussagecharakter wir trotz der Übertragung beibehalten möchten. So soll ein Rufen eben immer wie ein Rufen wirken – und wenn wir auch wegen der Tonverstärkung gar nicht zu unseren Zuhörern rufen müssen, so könnte unsere Interpretation des Textes jedoch ein Rufen erfordern. Wenn wir aber tatsächlich rufen würden, würde die Tonübertragung zu einer wesentlich zu hohen Lautstärke mit der Gefahr von Verzerrungen führen. Was tun?

Vor den Verzerrungen bewahrt uns nur entweder eine geringe Sensibilität des Mikrofons (das dann aber auch alle anderen Töne, Klänge und Geräusche nur sehr schwach aufnimmt) oder ein größerer Abstand vom Mikrofon (der dann aber eine entsprechend hohe Sensibilität des Mikrofons erfordert, damit auch alle leiseren Ereignisse aufgenommen werden). Um diese Verzerrungen wegen unterschiedlicher Dynamik zu vermeiden, halten Sänger oft bei sehr lauten Tönen das Mikrofon vom Mund weiter entfernt und berühren es bei leisen Passagen fast mit den Lippen.

Es kann auch sein, dass an das Mikrofon ein sog. Kompressor gekoppelt ist, der sehr leise Töne automatisch auf eine Mindestlautstärke verstärkt und sehr laute Töne auf einen bestimmten maximalen Schallpegel begrenzt. Bei Sprachaufnahmen ist das eine normale technische Einstellung – doch bei sehr facettenreichem Sprechen können auf diese Weise gewünschte Lautstärkeunterschiede zu stark nivelliert sein.

Ist zudem ein sog. Gate eingerichtet, beginnt das Mikrofon überhaupt erst aufzunehmen, wenn wir mit einer gewissen Lautstärke hineinsprechen. Das kann dazu führen, dass unsere ersten Laute noch nicht aufgenommen werden und wir erst mit leichter zeitlicher Verzögerung voll verstärkt werden.

Unabhängig von der Art des Mikrofons sollten wir wegen unserer Interpretation darauf achten, den Text genau so zu gestalten wie wir es ohne Technik tun würden. Notwendige Lautstärke- und Klangregulierungen muss dann ein Tontechniker durch die Auswahl des Mikrofons und die begleitende Bearbeitung am Mischpult vornehmen.

3.2.4 *Hören wir uns auch richtig?*

Und dennoch müssen wir mit einer besonderen Schwierigkeit rechnen: Wenn wir uns nur durch die von uns abgewandten Lautsprecher hören können, gewinnen wir einen unzutreffenden Eindruck von unserer Stimme und drohen zu laut zu sprechen. Sog. Monitorboxen oder ein kleiner Kopfhörer (auch nur als unscheinbarer Knopf im Ohr erhältlich – allerdings eher eine Luxusausstattung) bieten uns denselben Eindruck von unserer Stimme und Sprechweise – so wie ihn die Zuhörer auch gewinnen.

Abhängig von der Lautstärke dieses Monitorings regeln wir unwillkürlich unsere aktuelle Sprechlautstärke. Dies ist ein Ergebnis des sog. Lombard-Effektes, aufgrund dessen wir uns mit unserer Lautstärke an die Umgebungslautstärke kontinuierlich anpassen. Da bei mehreren Sprechern in einem Raum sich ein jeder um eine genügend hohe Lautstärke bemüht, steigt die allgemeine Lautstärke immer mehr an, und der einzelne Sprecher wird ebenfalls immer lauter. Wir müssen also darauf achten, bei welcher Einstellung des Monitors wir am ehesten die passende Lautstärke „automatisch“ treffen.

3.2.5 *Spezielle Aufnahmecharakteristika*

Mikrofone unterscheiden sich durch ihre spezielle Bauart in ihrem Aufnahmeverhalten. (Hand-)Mikrofone für Gesang / Moderation können wir i. d. R. nicht ohne bauliche Veränderungen in andere Charakteristika umschalten, viele Studiomikrofone dagegen schon.

- Die gängiste Charakteristik ist die sog. „Niere“. Sie wird im Studio oder live eingesetzt. Das Mikrofon besprechen wir dabei ausschließlich von vorn.
- Die breite Niere mit erweitertem Einsprechwinkel ist etwas rückkopplungsanfälliger. Wir setzen sie ebenfalls im Studio oder live ein.
- Eine Superniere hat einen verringerten Einsprechwinkel, ist dadurch für Rückkopplungen relativ wenig anfällig und sehr gut bei Außenmoderation und starken Umgebungsgeräuschen geeignet, wird aber auch im Studio eingesetzt.
- Die Hyperniere zeigt einen stark eingeengten Einsprechwinkel, ist also noch weniger anfällig für Rückkopplungen und sehr gut bei Außenmoderation und lauten Umgebungsgeräuschen geeignet. Sie ist die Grundlage der Richtmikrofone, die sehr genau auf die Schallquelle ausgerichtet werden müssen. Sie wird im Studio oder live eingesetzt.
- Die „Acht“ ist i.d.R. nur bei Studiomikrofonen verfügbar und kann von „vorn“ und von „hinten“ besprochen werden. Im Studio kann ein Sprecher mit etwas

Raumklang aufgenommen werden, und zwei Sprecher können dann dieses eine Mikrofon gemeinsam nutzen. Allerdings lassen sie sich dann beim zeitgleichen Besprechen nicht unterschiedlich in der Lautstärke regeln.

3.2.6 Verschiedene Mikrofontypen

Für verschiedene Anlässe können wir auf der Basis der unterschiedlichen Aufnahmecharakteristika besonders geeignete Mikrofontypen wählen – jeweils mit Vor- und Nachteilen.

- Das sog. Headset befestigen wir mit zwei Bügeln an den Ohren, und es besitzt einen Arm mit dem Mikrofon, das dann seitlich in Höhe des Mundwinkels positioniert ist – seitlich, um keine Ploppgeräusche zu erzeugen. Wir atmen und sprechen so am Mikrofon vorbei und nicht hinein. Nachteilig ist sicher, dass es je nach Bautyp visuell auffällig ist – mitunter mit einem schwarzen Bügel und schwarzem Ploppschutz. Wir können aber auch sehr filigrane, hautfarbene Exemplare erhalten, die sehr dezent wirken. Positiv ist sicher, dass wir keine Lautstärkeschwankungen befürchten müssen – das Mikrofon „wandert" im immer gleichen Abstand zum Mund mit. Dadurch wird allerdings auch ein „Arbeiten" oder „Spielen" mit dem Mikrofonabstand unmöglich. Meistens verwenden wir es mit einer Funkstrecke (also mit Sender und ohne Kabel), sodass wir uns sehr frei im Raum bewegen können. Wir sollten allerdings auch auf eine Reihe von Fehlerquellen achten: Die Batterie des Senders muss für die Dauer der Lesung ausreichend geladen sein. Den „Mute-Schalter" müssen wir für die Aufnahme aktivieren, was wir erfahrungsgemäß oft zu vergessen drohen. Die Sensibilität des Mikrofons können wir nur am Sender regulieren – und diesen tragen wir bei uns. Ein Tontechniker kann deshalb während der Veranstaltung nichts daran regeln, ohne zu uns (auf die Bühne) zu kommen, weshalb wir beim Soundcheck auch laute Passagen prüfen müssen! Wie bei allen mobilen Mikros sollten wir übrigens alle Positionen auf der Bühne oder im Veranstaltungsraum beim Soundcheck abschreiten, denn an einigen Stellen im Raum kann Rückkopplung entstehen. Ein Nachteil des Headsets ist sicher, dass wir immer online sind – Husten, unauffällige Rückfragen bei Moderationen etc. können wir nicht verheimlichen, es sei denn wir haben Zugriff auf den Mute-Schalter. Wenn wir das Headset mit dem Sender verbinden, dürfen wir den Sender nicht am Kabel durch die Kleidung ziehen – die Zugkraft würde es zu stark strapazieren.
- Das Ansteckmikrofon ist unauffälliger als ein Headset, dafür ist aber der Abstand zum Mund weiter und begünstigt Rückkopplungen. Außerdem schwankt bei starken Drehbewegungen unseres Kopfes der Schallpegel. Meistens benutzen wir es mit einer Funkstrecke, sodass wir dieselben Dinge berücksichtigen müssen wie beim Headset.
- Ein Einschminkmikrofon wird in das Kostüm bzw. die Maske integriert und ist daher für den Zuschauer unsichtbar. Dafür müssen wir es beim Soundcheck sehr gewissenhaft einrichten, denn während der Veranstaltung können wir keine oder eine nur sehr eingeschränkte Korrektur vornehmen. Da es weiter vom

Mund entfernt ist als ein Headset, ist es je nach Kostüm etwas feedbackanfälliger als das Headset.

- Ein *Handmikrofon* können wir als Sprachrohr zum Publikum begreifen, und wir können bewusst den Kopf wegdrehen und „privat" sein. Vorteilhaft ist sicher auch, dass wir bei Bedarf etwas „zum Festhalten" haben. Nur noch eine Hand frei zu haben, ist sicherlich nachteilig. Darin liegt dann übrigens auch der Grund, dass wir womöglich durch eine unbedacht angedeutete Geste den Abstand zum Mund unwillkürlich zu stark verändern. Denn wenn wir es zu weit entfernt halten und dadurch leiser erscheinen, würde es der Tontechniker am Mischpult hochregeln, also lauter machen – und dann könnte schnell eine Rückkopplung mit dem gefürchteten schrillen Fiepen eintreten. Um dies zu vermeiden, müssen wir sehr mikrofonbewusst agieren – sicher eine Frage der praktischen Erfahrung.
- Beim *Standmikrofon* bestehen die Vorteile ebenfalls darin, dass wir bewusst den Kopf wegdrehen und „privat" sein können. Und wegen der festen Position auf der Bühne kann das Licht verlässlich auf diese Position eingerichtet werden und wir haben berechenbarere Rückkopplungsverhältnisse. Allerdings müssen wir uns auch damit anfreunden, nur diese Position zur Verfügung zu haben.
- *Richtmikrofone* weisen meist eine lange, stabförmige Bauform auf und müssen direkt auf uns (die Schallquelle) gerichtet werden. Der Vorteil ist, dass Nebengeräusche weniger stark aufgenommen werden – umgekehrt müssen wir allerdings viel disziplinierter direkt hineinsprechen. Sie werden „outdoor" eingesetzt und haben meistens einen Schaumstoff- oder Fellüberzug. Meist sind sie batteriebetrieben und kabelgebunden.

3.2.7 Ploppschutz, Verzerrungen, Rückkopplungen

Unabhängig von der Art des Mikrofons müssen wir bei der Aufnahme daran denken, dass ungewollte Störgeräusche und Klangveränderungen auftreten können – die wir allerdings vermeiden können.

- Einen *Ploppschutz* benötigen wir, wenn starke impulshafte Schalldruckwellen auf die Mikrofonmembran treffen. Dies passiert leicht, wenn wir z. B. „p", „t" oder „k" stark behaucht bilden, überhaupt unsere Stimme sehr druckvoll gepresst einsetzen, laut flüstern, pusten, husten, räuspern, schnaufen oder wenn im Freien Windgeräusche entstehen. Wir kennen drei Ausführungen: einen Schaumstoffüberzieher (evtl. auch farbcodiert für live/„outdoor" mit relativ wenig Dämpfung), einen Fellüberzieher (für Aufnahmen bei starkem Wind im Freien; allerdings dämpft er leicht unser Originalsignal) und einen ringförmigen mit Nylonüberzug, Schwanenhals und Stativklemme fürs Studio, der den Schall nicht von allen Seiten filtert und daher eine bessere Klangqualität bietet.
- *Verzerrungen* entstehen durch eine Übersteuerung, wenn ein zu hoher Schallpegel auftritt. Beim Soundcheck müssen wir also darauf achten, dass wir auch bei lauten Tönen keine Verzerrung hervorrufen – wir also mit optimal angepassten Pegeln arbeiten, d. h.: so hoch aussteuern wie möglich, lauteste Pegel beachten und eine Aussteuerungsreserve behalten. Wir neigen nämlich dazu, beim

Soundcheck immer etwas leiser zu sprechen, als wenn dann später das Publikum den Raum füllt. Dies müssen wir beim Soundcheck einkalkulieren.

- *Rückkopplungen* entstehen dadurch, dass das Mikrofon immer auch das aufnimmt, was die Boxen als bereits verstärktes Signal wiedergeben. Das ist i.d.R. nicht problematisch, kann aber zuweilen dazu führen, dass sich plötzlich eine oder mehrere Frequenzen zu einer Rückkopplung aufschwingen – vor allem, wenn wir uns mit dem Mikrofon den Lautsprecherboxen nähern. Es entsteht dann entweder ein langsam lauter werdendes oder plötzlich mit maximaler Lautstärke auftretendes Pfeifen in einer oder mehreren Frequenzen. Wenn wir solche Rückkopplungen vermeiden wollen, müssen wir auf einige Dinge achten: auf die Beschaffenheit des Raums, die Art und Ausrichtung des Mikrofons, die Dimensionierung und Einstellung der Tonanlage sowie die Position der Lautsprecher im Verhältnis zum Mikrofon. Als Sofortmaßnahme können wir die Tonanlage leiser stellen und/oder den Lautsprecher vom Mikrofon wegdrehen bzw. das Mikrofon aus dem unmittelbaren Abstrahlkorridor des Lautsprechers entfernen. Der Tontechniker kann am Mischpult die Rückkopplungsfrequenz durch Equalizer reduzieren.

3.3 Das Sprechen inszenieren

Was verbinden wir mit dem Begriff „Lesung" oder „Rezitation"? Einen Tisch, einen Stuhl, eine Lampe, eine Tasse oder ein Glas, ein Buch – und dann natürlich den Vorlesenden. „Im Lehnstuhl die Großmutter" wäre auch ein passendes Klischee. Eine solche Inszenierung zielt i. d. R. ganz darauf ab, die Zuhörer (die ja eigentlich auch Zuschauer sind) auf das Hören zu fokussieren. Wenn wir diese Form der Aufmerksamkeitslenkung wählen, dann berücksichtigen wir, dass unsere Zuhörer sich in einer reizarmen Umgebung besser auf das zu Hörende konzentrieren können. Gleichzeitig vernachlässigen wir allerdings, dass sie höchstwahrscheinlich in ganz unterschiedlicher Weise Informationen aufzunehmen gewohnt sind.

So gehen wir z. B. im Bereich des Lehrens von vier verschiedenen Lerntypen aus: denjenigen, die am leichtesten über den visuellen Kanal aufnehmen und behalten, und denjenigen, die das am besten über den auditiven, den kommunikativen oder den motorischen Kanal können. Nun können wir natürlich annehmen, dass zu einer Lesung letztendlich überwiegend solche Zuhörer erscheinen werden, die in besonderer Weise den auditiven Kanal bevorzugen. Doch sicherlich lesen wir meistens in privaten und beruflichen Situationen vor, in denen wir genau das nicht so einfach unterstellen können. Und aus diesem Grund sollten wir die einfache pädagogische Regel beherzigen, nach der wir uns umso besser an etwas erinnern können, je mehr Sinne beteiligt sind. In Unterrichtssituationen achten wir deshalb grundsätzlich auf den Wechsel und die Kombination der Modalitäten. Alle Sinne zu stimulieren lässt uns aufmerksamer sein.

Und so ist es gar nicht weiter verwunderlich, dass wir Lesungen und Rezitationen zunehmend eingebettet finden in Events, die auch die anderen Sinne intensiv ansprechen: literarische Banketts, Whisky-Tastings oder Weinverkostungen mit Rezitation, Vernissagen und Lichtspiele, bei denen Texte zu hören sind, Lesungen mit musikalischen Impressionen. Viele Kombinationen sind da denkbar. Immer müssen wir dabei befürchten, dass wir unsere Zuhörer vom reinen Hören der Texte ablenken. Gleichzeitig provozieren wir aber durch die vielfältige und sinnenfrohe Inszenierung eine Aktivierung ihrer beteiligten Wahrnehmungskanäle und damit wiederum eine gesteigerte Achtsamkeit.

Wir müssen bei der Kombination der Texte mit Bewegungen, optischen und akustischen Effekten allerdings auch aus einem ganz anderen Grund umsichtig vorgehen. Denn jeder ergänzende Reiz lenkt ja unsere Interpretation des Textes in eine entsprechende Richtung – unseren Zuhörern / Zuschauern lassen wir weniger Interpretationsspielraum. Und dabei wissen wir doch: Die schönsten Bilder und Filme entstehen bei uns selbst im Kopf. Nicht umsonst sind wir mitunter von verfilmten Büchern enttäuscht, da die filmische Umsetzung für unser Empfinden entweder nicht fantasievoll genug ist oder wir uns ganz eigene, überzeugendere Bilder gemacht haben.

3.3.1 Mit Sprechen bewegen

Wenn wir nun für unseren Vortrag Bewegungselemente einbeziehen wollen, sind wir durch das Buch oder das Skript natürlich eingeschränkt – es sei denn, wir sprechen auswendig. Und selbst dann sollten wir einige grundsätzliche Aspekte beherzigen. In Kapitel 3.1.1 („Unser Körper spricht“) haben wir uns damit ja bereits befasst. So sollten wir unsere Gesten immer zur Unterstützung des Textes einsetzen: zur Gliederung, Betonung oder Illustration – oder durch sie die Zuwendung zu den Zuhörern verstärken. Problematisch wird es, wenn die Gesten im Hinblick auf den Text unmotiviert erscheinen und daher eher ablenkend wirken oder sich als Selbstzweck in den Vordergrund schieben. Jedes ungerichtete Herumnesteln und jedes krampfhafte Festhalten an Text oder Pult lässt uns weniger souverän erscheinen, lenkt vom Inhalt ab und wirkt sich mit hoher Wahrscheinlichkeit negativ auf unsere Stimme und Artikulation aus.

Wenn wir nun in diesem Kapitel von der Inszenierung sprechen, geht es darum, dass wir neben unserer Gestik und Mimik auch Bewegungen im Raum nutzen können. Und nicht nur wir können uns da bewegen – wir können auch unsere Zuhörer dazu bringen, sich ebenfalls zu bewegen. Eine der einfachsten Möglichkeiten, Bewegung in eine Lesung zu bringen, ist die Wahl unterschiedlicher Sprechorte. Eine bewährte Kombination, die uns viele Gestaltungsmöglichkeiten eröffnet, besteht aus

- Tisch und Stuhl,
- einem Stehpult und
- einem dritten Ort – vielleicht mitten im Publikum oder zumindest am Rand der Bestuhlung.

Allein durch den Wechsel erleben unsere Zuhörer die Lesung facettenreicher. Je nachdem, wie wir die Texte zusammenstellen, mag sich auch noch eine inhaltliche Zuordnung zu den Orten anbieten. Zum Beispiel könnten wir die ruhigeren Passagen sitzend, bewegtere und/oder appellativere stehend am Pult und bestimmte Rollen oder Nebenaspekte von anderen Orten aus sprechen. Mitunter erzielen wir eine spannende Wirkung, wenn wir im Rücken der Zuhörer sprechen – bei kontemplativeren Texten ist dies oft recht empfehlenswert. Auch als kleine, gewollte Irritation ist dieses Mittel zu Beginn, nach einer Pause oder nach dem Beitrag von anderen Mitwirkenden gut möglich.

Allerdings sollten wir bei den Ortswechseln möglichst darauf achten, dass wir nicht im Gehen sprechen – es sei denn, genau diese Bewegung unterstützt die jeweilige Passage. In der Regel erschweren aber die damit verbundene Unruhe und die Ganggeräusche selbst die Konzentration auf den Text. Und wenn wir uns im Publikum bewegen – zwischen den Reihen oder bei einer Raumgestaltung mit (Bistro-)Tischen und Stühlen von Tisch zu Tisch gehend – müssen wir natürlich darauf achten, dass unsere Zuhörer, denen wir gerade den Rücken zuwenden, sich dennoch angesprochen fühlen dürfen und uns auch rein akustisch genügend gut verstehen.

Sollte ein Veranstaltungsraum eine Treppe, einen Balkon oder andere interessante Elemente aufweisen, macht es meist einen großen Reiz, diese in unsere Inszenierung einzubeziehen. Bei längeren Veranstaltungen oder vor allem dann, wenn die Zuhörer auch inhaltlich besonders bewegt werden sollen, können wir sie auffordern bzw. dazu verlocken, sich zu bestimmten Sprechorten zu begeben – insbesondere dann, wenn z. B. Bilder und Skulpturen, bestimmte Lichtverhältnisse oder musikalische Reize dort mit dem Text gekoppelt sind. Wenn wir uns Stadt- und Museumsführungen vorstellen, so ist diese Art der Publikumsmobilisierung gar nicht so ungewöhnlich – und auch nicht unattraktiv. Allerdings müssen wir hier besonders darauf achten, dass wir als Vortragende immer gut zu hören sind, die Zuhörer auch alle die Chance haben, rechtzeitig am gewünschten Ort anzukommen, und sie eine entsprechende Aufmerksamkeit entwickeln und beibehalten können.

3.3.2 Szenisches Sprechen

Wenn dieses Kapitel mit „Das Sprechen inszenieren“ überschrieben ist, liegt es nahe, an Schauspiel zu denken. Darum soll es aber gar nicht gehen. So wie wir uns hier mit dem Vorlesen und Vortragen beschäftigen, „verkörpern“ wir keine Personen. Wir schlüpfen nicht in Rollen, sondern bleiben immer diejenigen, die den Text (mehr oder weniger distanziert) vorstellen. Das schließt nicht aus, dass wir uns bei der Interpretation in die jeweiligen beschriebenen Gedanken und Handlungen hineinversetzen. Das ist sogar unabdingbar. Allerdings werden wir immer nur so viel schauspielerische Elemente nutzen, wie sie für das Verstehen und Erleben der Texte notwendig sind – und diese damit keinesfalls in den Hintergrund drängen. Dasselbe Phänomen begegnet uns übrigens im Musiktheater, wenn wir Opern einmal als Singspiel und ein anderes Mal als konzertante Aufführung erleben. Unsere Vorträge und Lesungen bleiben immer eher konzertant. Insofern deuten wir bei der Gestaltung des Raumes und der möglichen Wahl von Kostüm und Ausstattung eine Handlung und eine Identifikation mit den Rollen lediglich an.

Natürlich bewegen wir uns letztendlich in einer Grauzone. Es gibt Schauspielformen, die ebenfalls mit kärglichster Ausstattung arbeiten und in denen der Text auch im Vordergrund steht. Und bei manchen Texten bieten sich auch für uns spielerische Eskapaden an. Der Hauptunterschied zum Schauspiel besteht eben darin, dass wir nicht eine Handlung im Sinne eines „so tun als ob“ spielen, sondern wir stellen den Text vor – und dennoch bleiben im folgenden „Colloquium in utero“ von Kurt Tucholsky (1993, Bd. 10, 56) die Grenzen bewusst fließend.

Hörbeispiel 70: „Colloquium in utero“ – spielerische Eskapaden

3.3.3 Mit Bildern sprechen

Beim Vorlesen können wir mit ergänzenden Bildern unseren Zuhörern das Mitverfolgen erleichtern, indem wir einzelnen Passagen Motive zuordnen, die dann den Gedankengang oder den Handlungsstrang leichter erinnern helfen. Außerdem können wir damit Assoziationen wecken und lenken. Sollten wir einen Dia-Vortrag halten oder bei einer Vernissage vorlesen, stehen die Bilder ja sowieso im Vordergrund. Wobei wir uns grundsätzlich mit dem Phänomen „Bild schlägt Ton“ auseinandersetzen müssen – so wie es auch im Fernsehen als Faustregel gilt. Wenn wir Bilder einsetzen, werden unsere Zuhörer immer zuerst daraufschauen und auditiv unaufmerksamer werden. Das bedeutet konkret, dass wir ihnen stets ein wenig unkommentierte Zeit einräumen müssen, damit sie sich visuell orientieren und die Bilder aufnehmen können. Wann genau wir dann wieder zu sprechen beginnen, hängt z. B. davon ab, ob wir auf einzelne Aspekte in den Bildern hinweisen wollen. In diesem Fall empfiehlt sich, erst das Motiv zu benennen – und wieder einen Moment abzuwarten, bis alle dieses Element auch sicher gefunden und aufgenommen haben. Dann erst sollten wir dazu sprechen. Falls wir allerdings das Bild „nur“ als atmosphärische Untermalung nutzen, ohne ein konkretes Motiv in Bezug zu unserem Text zu stellen, könnten wir wahrscheinlich frühzeitiger beginnen – aber auch hier können wir uns im Einzelfall viele Variationen vorstellen.

Ein sehr wichtiger Aspekt ist allerdings, wie wir die Bilder sichtbar machen. Wenn wir einen Projektor nutzen, müssen wir sehr darauf achten, dass wir nicht durch den Lichtkegel gehen, geblendet werden und einen Schatten auf das Bild werfen. Außerdem stellt sich die Frage, ob unsere Zuhörer unser Gesicht sehen sollen, was aber kaum möglich ist, wenn wir außerhalb des Lichtkegels im Hell-Dunkel-Kontrast verschwinden. Auf die Helligkeit müssen wir sowieso achten, denn wir müssen ja unseren Text lesen können. Nutzen wir eine kleine Pultleuchte, wie wir sie von Orchestermusikern kennen, stören wir eine solche Projektion im insgesamt abgedunkelten Raum kaum. Ist der Raum um die Projektionsfläche herum allerdings zu hell, können die Zuhörer die Projektion selbst nur unscharf erkennen. Wenn der Raum noch viele andere Gestaltungselemente wie Bilder, Blumenschmuck, Mobiliar und Fenster aufweist, könnten diese ablenkend wirken – ein Grund also, sie abzudunkeln und auf unsere Bilder mit einer Beleuchtung zu fokussieren. Oder aber wir können diese Elemente sinnvoll einbeziehen und mit Motiven der Texte kombinieren.

Ohne weitere Bilder zu nutzen, können wir natürlich auch mit Lichtstimmungen spielen. Anfang und Ende lassen sich auf diese Weise ebenso gut verdeutlichen wie Stimmungswechsel. Den jeweiligen Charakter der Lesung können wir durch eine geschickte Beleuchtung meist beeindruckend unterstreichen. Um diese Lichteffekte nutzen zu können, ist allerdings eine recht aufwendige Lichtanlage mit mehreren Scheinwerfern nötig. Und die Steuerung muss meist ein Techniker übernehmen. Wie auch immer wir mit Licht und Bild unseren Vortrag unterstützen wollen, unsere Zuwendung muss immer den Zuhörern gelten und alle Effekte dürfen nicht vom Text ablenken.

3.3.4 Wort und Musik

Über das Verhältnis von Sprache und Musik ist über die Jahrhunderte viel diskutiert worden. Zweifellos weist gesprochene Sprache musikalisch nutzbare Elemente auf: Tonhöhen, Melodien, Dynamik, Klangfarben, Tempo und Rhythmus. Und so können wir uns auch reine Sprachmusik vorstellen – ein Beispiel dafür ist die Ursonate von Kurt Schwitters.

Bei diesem Klassiker wird aber schon deutlich, dass wir uns i. d. R. nicht damit begnügen, diese Lautfolgen als reine musikalisch-akustische Genüsse zu deuten. Geradezu magisch versuchen wir, Wortbedeutungen aus den Lautfolgen herauszulesen oder gar hineinzuprojizieren. Diese semantische Ebene finden wir in der Musik grundsätzlich nicht. Und so erleben und verarbeiten wir Musik und Sprache zwar in Teilen gleich, müssen uns der Unterschiedlichkeit aber immer bewusst bleiben. Rückt z. B. der Textsinn bei Vertonungen von Gedichten gegenüber der Musik in den Hintergrund? Müssen Zuhörer den Text des Sängers gar nicht genau verstehen? So zumindest verhalten sich unglaublich viele Sänger, die im Zweifel dem Klang den Vorzug geben – und nicht einer verständlichen und sinnausdeutenden Artikulation. Im Sinne des Vorlesens und der sprecherischen Textgestaltung gilt auch hier die Devise, alles das zu tun, was die Sinnaufnahme durch die Zuhörer fördert und ihnen für ihre eigenen Interpretationen möglichst viel Freiraum belässt. Wir haben nun mehrere Möglichkeiten, Text und Musik zu kombinieren.

Ergänzende Musik

Eine gängige Kombination finden wir in (mehr oder weniger) regelmäßigen Abfolgen von Text und Musik. Hier sind den Möglichkeiten kaum Grenzen gesetzt. Wir können uns leiten lassen von künstlerischen Epochen: Texte der Romantik kombiniert mit entsprechender Musik. Mitunter sind auch Freundschaften von bestimmten Komponisten mit Dichtern und Schriftstellern bekannt, sodass dies eine Verbindung darstellt, die wir aufgreifen können. Aber natürlich können wir auch gerade scheinbar Unvereinbares geschickt kombinieren. Moderne elektronische Musik in Verbindung mit mittelalterlichen Texten macht durchaus einen Reiz aus. Da uns bei der Auswahl solch ergänzender Musik schier keine Grenzen gesetzt sind, sollen an dieser Stelle diese Anregungen ausreichen.

Allerdings müssen wir berücksichtigen, wie wir die Musik mit dem Sprechen konkret verknüpfen. Für den Wechsel von Sprache zu Musik benötigen unsere Zuhörer

z. B. Zeit und / oder eine besondere Hilfe. Denn mit den Gedanken beim Inhalt des gerade gehörten Textes die folgende Musik zu hören mag mitunter gewünscht sein, kann aber auch ihren Genuss beeinträchtigen. Und umgekehrt gilt es genauso. Hier ist unsere große Sorgfalt und ein besonderes Einfühlungsvermögen gefragt. Neben der Auswahl und zeitlichen Abfolge kommen aber noch weitere Aspekte hinzu.

Das Abspielen einer Musik erfordert eine Musikanlage, die auch für Musik geeignet ist und möglichst ohne Verzerrungen den Raum beschallt. In diesem Fall könnte das Vorlesen ohne Mikrofon akustisch nachteilig wirken: zu leise, zu wenig voluminös, einfach zu unterschiedlich. Auf diese Weise kann die Entscheidung zur Musik aus der Konserve die Notwendigkeit eines Mikrofonsprechens nach sich ziehen. Allerdings stellt auch das Wechseln von z. B. Klavier und Klarinette einerseits zu Sprechfassungen von Texten andererseits einen derartigen Lautstärkeunterschied dar, dass das akustische Gesamtbild zu uneinheitlich wird. Dann sollten wir auch zu einem Mikrofon greifen – haben dann allerdings das Problem, dass der verstärkte Sprechklang sich mit der Akustik der unverstärkten (und damit unverzerrten) Musikinstrumente womöglich nicht gut vereint. Deshalb ist es meist auch in diesem Fall sinnvoll, alle Beteiligten gesondert über Mikrofone aufzunehmen und über eine Mischanlage den Gesamtklang zu harmonisieren.

Unterlegte Musik

Eine besondere Wirkung entfalten Texte, wenn sie mit Musik unterlegt sind. Hier gilt aber auch wie bei ergänzenden Bewegungen im Raum und visuellen Effekten, dass wir darauf achten müssen, welche Rolle der Text selbst noch behält. Geht es immer noch darum, ihn in seinen verschiedenen Bedeutungsebenen zu erfassen und den Zuhörern damit einen Zugang und womöglich Genuss zu bereiten? Und geht es immer noch um den Text oder benutzen wir ihn schlicht für ein musikalisch-rhythmisches Erlebnis? Das wäre in gewisser Weise auch völlig legitim, hat dann aber weniger mit den bisher verfolgten Gedanken zum Vorlesen und zur *Text*gestaltung zu tun. Im Grunde sind wir auch hier sehr frei in der Wahl der Musik. Wir müssen allerdings wieder auf die Erfordernisse der Akustik achten. Wollen wir durch die Musik hindurch verstanden werden, müssen wir stimmlich lauter und klangvoller und artikulatorisch deutlicher sprechen – in einer Weise, die dem womöglich zarten Inhalt nicht entspricht. Wieder müssen wir den Einsatz einer technischen Schallverstärkung erwägen (s. oben).

Ein besonderes Thema sind Sprechfassungen von Texten, die als Lieder vertont wurden und als solche bekannt sind. Je nachdem, wie populär die Lieder mit Text und / oder Melodie sind, müssen wir eine entsprechende Hörerwartung bei den Zuhörern unterstellen. Die Melodie unterstreicht vielleicht Aspekte des Liedes, die beim Sprechen nicht so im Vordergrund stehen. Lesen wir nun diesen Text vor und orientieren uns vor allem an Sinn und Syntax, entstehen neue Bedeutungsvarianten und Spannungsverhältnisse, die das Lied in beeindruckender Weise neu erfahren lassen. In Heinrich Heines „Lyrisches Intermezzo – I“ („Im wunderschönen Monat Mai“) übernimmt in unserem Hörbeispiel – der von Robert Schumann vertonten Fassung des Gedichtes (Schumann / Heine o. J., 106 ff) – die Klarinette die Melodiestimme. Der gesprochene Text beansprucht die Hälfte der in der Vertonung benötigten Zeit und ist nicht an die Melodiebewegung gebunden. So kann der Inhalt freier interpretiert werden, und die folgende Melodie ermöglicht den Zuhörern, Bedeutung und musikalische Atmosphäre in ganz individueller Weise zu verbinden.

Hörbeispiel 71: „Im wunderschönen Monat Mai" – Sprache und Musik

Begleitende Musik

Relativ selten begegnen uns Sprechstücke mit dazu komponierter Musik bzw. Musikstücke mit Sprechanteilen. Hier haben wir dann i. d. R. genaue Vorgaben für den zeitlichen Einsatz, das Tempo, die Dauer, den Sprechrhythmus, in gewisser Form auch für die Melodie und Lautstärke. Im 19. Jahrhundert wurde das sog. Melodram in dieser Weise bekannt und geschätzt. Im 20. Jahrhundert kommen im Rahmen moderner Musik häufiger solche Kombinationen vor – insbesondere im Bereich von Sprechchören. Die besondere Herausforderung besteht für uns Vortragende darin, ein Bewusstsein für das Sprechtypische zu bewahren und nicht ins Singen abzugleiten. Gleichzeitig sind wir an die musikalischen Vorgaben gebunden. Immer dürfen wir unterstellen, dass die inhaltliche Bedeutung der Sprache unverzichtbar ist – ansonsten gäbe es ja keinen Grund für ihren Einsatz. Um sinnentnehmendes Lesen und artikulatorische Deutlichkeit müssen wir uns hier also immer bemühen. Ein Beispiel für Melodrame stellt ein Auszug aus „Der Fluch der Kröte" (Winternitz o. J., 3 ff) dar.

Hörbeispiel 72: „Der Fluch der Kröte" – komponierter Text im Meldodram

Der Reiz, Text und Musik in dieser Form zu verbinden, klingt auch in den modernen Rap-Fassungen von Gedichten an.

> Der Schulbuchverlag Schroedel hat z. B. die Reihe „Junge Dichter und Denker: Literatur musikalisch vermittelt" im Programm, in der in Hörbüchern eine ganze Reihe recht bekannter Gedichte und Balladen als Rap zu hören sind.

3.3.5 Ein Fest der Sinne

Im Hinblick auf die Vielfalt der Sinne, die wir begleitend und motivierend ansprechen können, um das Zuhören attraktiver zu gestalten und Assoziationen in gewünschte Richtungen zu lenken, fehlen jetzt nur noch der Geschmacks- und der Geruchssinn. Literarische Dinners, Weinverkostungen und Whisky-Tastings bieten ideale Plattformen für diese Kombination. Produktpräsentationen von Parfumeuren und / oder in Parfumerien bedienen ebenfalls diese Sinne und lassen sich hervorragend mit ausgesuchten Texten bereichern.

Ohne die geringste Aussicht darauf, die vielfältigen Möglichkeiten auch nur ansatzweise ausreichend andeuten zu können, beenden wir hier die Darstellung der möglichen Inszenierungen. Aus der Sicht des respektvollen Umgangs mit der zu lesenden Literatur müssen wir allerdings immer im Blick behalten, dass der Text selbst im Zentrum des Events steht. Legitim ist auch anderes, doch dann steht eine solch differenzierte Beschäftigung mit dem Vorlesen auch nicht mehr im Vordergrund.

4 Wie gehen wir konkret vor?

„Der Worte sind genug gewechselt,
Laßt mich auch endlich Taten sehn!
Indes ihr Komplimente drechselt,
Kann etwas Nützliches geschehn.
Was hilft es, viel von Stimmung reden?
Dem Zaudernden erscheint sie nie [...]
Euch ist bekannt, was wir bedürfen:
Wir wollen stark Getränke schlürfen;
Nun braut mir unverzüglich dran!
Was heute nicht geschieht, ist morgen nicht getan, [...]"
(Goethe 1980, 12f)

Für die Erarbeitung von Lesefassungen hat dieses Goethe-Zitat eine wichtige Signalwirkung: *Sprechfassungen entwickeln wir sprechend.* Es reicht nicht aus, eine literaturwissenschaftliche Analyse vorzunehmen (die als Hintergrundinformation sicherlich wichtig und mitunter auch unverzichtbar ist). Wir bringen dieses Wissen in Verbindung mit den Erfordernissen der jeweiligen Situation und nähern uns im praktischen Erproben kontinuierlich einer überzeugenden Sprechfassung. Dabei können wir bereits im Vorfeld des Vortrages wichtige Weichen stellen. Um diese Vorbereitung geht es in diesem Kapitel – und um die Dinge, die wir in der Situation noch beherzigen sollten.

4.1 Vorab

Der Erfolg unseres Vorlesens hängt ganz wesentlich davon ab, dass wir im Voraus bei der Auswahl der Texte eine glückliche Hand beweisen und eine angemessene innere Haltung zu ihnen entwickeln. In der Situation selbst benötigen wir unsere Erlebnisfähigkeit und einen deutlichen Äußerungs- und Gestaltungswillen. Technisch müssen wir uns in die Lage bringen, die notwendigen Elemente intuitiv abrufen zu können und dabei spontan und natürlich zu empfinden und zu wirken.

4.1.1 Die innere Verbindung

Unsere Zuhörer können letztendlich nicht erkennen, *was* genau wir mit den Texten assoziieren und wie wir empfinden. Sie spüren allerdings unmittelbar, *ob* wir innere Bilder, Höreindrücke, Geschmacks- und Geruchsvorstellungen, körperliche Empfindungen, Emotionen dazu entwickelt haben und aktuell den Text in uns zum Leben erwecken. Insofern gehört es zu unseren ersten und wichtigsten Aufgaben, eine möglichst eindeutige Vorstellung vom Text zu entwickeln, gewissermaßen in ihn einzutauchen.

Das fällt uns bei solchen Texten am leichtesten, bei denen wir im Rahmen der Textauswahl auf emotionale „Aha"-Erlebnisse achten. Diese signalisieren uns, dass da etwas in uns anklingt, wir uns also mit irgendeiner Facette spontan identifizieren können oder die uns zumindest besonders attraktiv erscheint. Und dabei ist es gleichgültig, was genau uns reizt – seien es nun inhaltliche oder auch formale, gestalterische Dinge. Falls wir damit konfrontiert sind, Texte zu sprechen, bei denen erst einmal gar nichts in uns anklingt, so ist es vielleicht doch möglich, entsprechende Anregungen zu erhalten. So könnten

- Informationen zum Text und seiner Geschichte hilfreich sein,
- uns Sprechfassungen von anderen auf bislang unentdeckte Facetten aufmerksam machen,
- die Besonderheiten der geplanten Lesung in Zusammenhang mit dem Text in uns bestimmte Assoziationen wecken,
- wir uns den Text als Farbspiel, Tanz, Naturschauspiel, Musik, als Person, Tier oder noch etwas anderes vorstellen und dazu eine innere Haltung entstehen lassen,
- wir den Inhalt mit derselben Intention einmal in eigenen Worten sprechen,
- wir einmal auf alle gestischen und mimischen Bewegungen achten, die wir intuitiv dazu machen (oder machen wollen) und dabei genau nachspüren, was in uns vorgeht.

Worin er auch immer bestehen mag: Irgendeinen Anknüpfungspunkt müssen wir finden, irgendeine Bedeutung muss der Text für uns gewinnen, ansonsten bleibt unser Vortrag eine nüchtern-seelenlose Mitteilung.

Unser inneres Auge

Sofern wir es schaffen, einen Text durch eine innere Haltung dazu und entsprechende Gefühle in uns lebendig werden zu lassen, besteht unsere Kunst nun darin, für den jeweiligen Text diesen Zustand immer wieder zu aktualisieren und aus ihm heraus zu sprechen. Es geht gewissermaßen um ein Drehbuch, das wir möglichst konkret und detailliert innerlich entwickeln – wir produzieren einen Film im Kopf und sind mitten im Geschehen. Dieser Prozess läuft unserem Sprechen unmittelbar voraus, wir geben ihm stimmlich und artikulatorisch lediglich Ausdruck.

Die Strategie lautet also nicht, mit unserer Sprechweise eine bestimmte Stimmung zu erzeugen, sondern wir rufen diese Stimmung ab und sprechen dann aus ihr heraus. Wie häufig hören wir aber Vorlesende, die mit großem Engagement und zuweilen beeindruckender Technik sprechen und wir uns dennoch nicht angesprochen und berührt fühlen! Auf die gute Technik würden wir dann im Zweifelsfall vielleicht sogar verzichten, nicht aber auf das Gefühl, dass das, was wir hören, dem Vortragenden etwas bedeutet und gerade jetzt und hier auch für uns wichtig ist.

Fassen wir hier doch einmal zusammen, worauf wir letztendlich achten können, wenn wir erfassen wollen, was den Text ausmacht:

- Wir vergegenwärtigen uns die Grundaussage.
- Wir machen uns die wichtigsten inhaltlichen Stationen im linearen Verlauf des Textes klar und definieren die Hauptakzente.
- Wir achten auf die Wortwahl und den Satzbau.
- Wir ermitteln den Grundrhythmus des Textes (dies gilt für Lyrik genauso wie für Prosa).
- Wir überprüfen, an welchen Stellen die formalen Elemente den Inhalt unterstützen und an welchen nicht und was das bedeuten mag.

Wes das Herz voll ist, ...

Sofern wir nun eine positive Haltung zum Text einnehmen, Inhalt und Form erfassen und eine Interpretation gefunden haben, die wir mit gutem Gewissen vortragen können, bedarf es „nur“ noch unserer Freude und Zuversicht beim Vorlesen. Und die können wir bei Bedarf durch folgende Maßnahmen hervorlocken:

- Wir erinnern uns ganz konkret, wie wir uns in einem besonders lustvollen Moment fühlen (oder zumindest einmal gefühlt haben), was und wie wir dann denken und wie wir dabei konkret sprechen.
- Wir erinnern uns an die Freude, die wir durch unser Vorlesen bereits schon bereitet haben und jetzt sicher auch wieder bereiten werden.
- Wir lenken unser Denken, Fühlen und Handeln ausschließlich auf den Text und unsere positive Haltung zu ihm.
- Wir setzen alle Komponenten unseres Sprechens so ein, wie wir es in begeisterten Momenten von uns gewohnt sind.

Bei all diesen Maßnahmen vertrauen wir darauf, durch dieses „so tun als ob“ autosuggestiv positiven Einfluss auf unsere innere Gestimmtheit zu nehmen. Und gute Gründe lassen uns berechtigt hoffen:

***„Es ist nun einmal ziemlich schwierig, auf Dauer mit aufrechter Haltung, fester, normal hoher und lauter Stimme für sich selbst überzeugend auszudrücken, dass man traurig oder deprimiert ist.“** (Schmidt 2006)*

Das funktioniert allerdings nur, wenn wir letztendlich auch wirklich bereit sind, in diesen Zustand des Wollens zu wechseln. Sollten wir in einer gewissen „Lust an der Unlust“ verharren, hilft das auch alles nicht.

4.1.2 Die sprecherische Vorbereitung

Um mit uns als unserem eigenen Instrument aus der besten aller uns möglichen Startpositionen zu sprechen, sollten wir möglichst viele der folgenden Aussagen überzeugt bejahen:

- Wir fühlen uns gut geerdet.
- Wir fühlen uns aufrecht und groß.

- Wir sind flexibel und reaktionsbereit.
- Wir können jederzeit leicht aufstehen.
- Wir können uns jeder Ecke des Raumes leicht zuwenden.
- Wir fühlen unseren ruhigen, fließenden Atem im gesamten Rumpf.
- Wir spüren überall im Körper eine lockere Durchlässigkeit, wenn wir ein wenig auf den Zehen wippen.
- Wir kommen immer wieder gut zu Luft, wenn wir mindestens 20-mal direkt hintereinander leicht, locker und impulsiv in kurzen Atemstößen zu allen Anwesenden pusten.
- Wir kommen immer wieder gut zu Luft, wenn wir mindestens 20-mal direkt hintereinander zu allen Anwesenden ein kurzes, leises, aufmunterndes „Hey" schicken.
- Wir lassen unsere Lippen sprudelnd vibrieren – abwechselnd mit und ohne Stimme.
- Wir summen mit völlig lockeren Lippen ganz leise und recht tief und spüren dabei die Vibrationen an Brustbein und Schlüsselbein.
- Wir summen mit völlig lockeren Lippen in Melodiebögen nach oben und unten und spüren, wie die Vibrationen wandern: Brustbein, Schlüsselbein, Lippen, Nase, Wangenknochen, Stirn, Schädeldach – je nachdem, wie laut und wie hoch wir tönen und welche Laute wir vielleicht noch klingen lassen: „w", stimmhaftes „s", stimmhaftes „sch" (wie in Gara**g**e), „j" und alle Vokale.
- Wir suchen unbekannte oder schwierige Wörter oder besondere artikulatorische Herausforderungen im Text und sprechen sie so oft, bis sie uns in unterschiedlichem Tempo und unterschiedlicher Ausprägung völlig geläufig über die Lippen kommen – einmal nur das Wort selbst und einmal im Zusammenhang des Textes.

Wenn wir das alles so machen und erleben können, sind wir bereits ziemlich präsent, kommen mit unserem Atem gut zurecht, unsere Stimme dürfte ziemlich klar und klangvoll sein und unsere Artikulation geschärft. Nun sollten wir in der Vorbereitung darauf achten, dass wir diesen günstigen Zustand nicht durch irgendwelche Faktoren zunichte werden lassen. So könnten wir durch unbequemes Schuhwerk unser Erdungsgefühl verlieren, uns durch enge Kleidung im Atem beengt fühlen. Wir könnten durch Zeitdruck kurzatmig werden – vor allem dann, wenn wir unmittelbar vor dem Lesen noch eine Treppe steigen müssen oder auf andere Weise uns körperlich anstrengen. Wir sollten auch darauf achten, in welcher Weise wir jetzt mit anderen sprechen – plötzlich wieder in den Dialekt oder die Umgangssprache zu verfallen kann es uns schwermachen, beim Vorlesen sofort wieder umzuschalten.

4.1.3 Die technische Vorbereitung

Wir können uns sprecherisch noch so sehr vorbereiten, durch kleine technische Pannen können wir sofort in einen ungünstigen gestressten Zustand geraten – und tragen womöglich selbst die Verantwortung dafür. So sollten wir uns immer die folgenden Fragen stellen:

Sind wir für den Ort gut vorbereitet?

Optimal ist es natürlich, wenn wir Gelegenheit haben, den Ort der Lesung vorher zu sehen bzw. einzurichten. Kennen wir den Ort nicht und kommen erst kurz vor der Veranstaltung dorthin, müssen wir uns umso schneller Klarheit verschaffen, ob die örtlichen Gegebenheiten unseren Zwecken genügend dienen.

- Sind wir für alle Zuhörenden gut zu sehen? Wenn nicht, werden viele immer wieder versuchen, einen Blick zu erhaschen, und allein dadurch Unruhe verbreiten.
- Wenn wir auf einem Stuhl sitzen, ist es ratsam, ein Podest zu benutzen, denn sonst sind wir nur für die Zuhörer der ersten und zweiten Reihe gut zu sehen.
- Bei einem Podest stellt sich die Frage, ob es uns genügend Platz bietet für den Stuhl, den Tisch und/oder das Lesepult und ob wir uns daneben noch sicher bewegen können. Auch mit dem Stuhl sollten wir nach hinten noch genügend Platz zum Bewegen haben, ohne befürchten zu müssen, mit einem Stuhlbein abzurutschen.
- Je nach Bauart, könnte das Podest knarren und Stolperkanten aufweisen, der Tisch oder der Stuhl könnten wackeln.
- Wenn wir einen Stuhl benutzen: Sitzen wir so erhöht auf ihm, dass wir uns im Unterleib nicht einengen und unsere Atmung behindern? Wünschen wir Armlehnen oder nicht?
- Auf einem Podest sitzend ermöglichen wir den Zuschauern, unsere Beine und Füße genauer in Augenschein zu nehmen. Sollten wir dazu neigen, sie zu stark zu bewegen, könnte das Unruhe verursachen. Außerdem könnte die Farbe unserer Socken oder ein ggf. zu kurzer Rock Anstoß oder unerwünschte Heiterkeit erregen.
- Bei einem geschlossenen Steh- oder Rednerpult sollten wir darauf achten, dass wir hinter ihm je nach Körpergröße nahezu verschwinden. Eine Fußbank oder Ähnliches könnte dann Abhilfe schaffen. Auch stellt sich die Frage, ob wir genügend Ablagefläche auf ihm vorfinden, um Texte auch nebeneinander hinlegen zu können und beim Blättern oder Wechseln des Buches nicht ans Mikrofon zu stoßen.
- Müssen wir an unserem Steh- oder Sitzplatz mit Zugluft rechnen, benötigen wir zum einen Klammern oder andere Befestigungsmöglichkeiten für die Textblätter. Zum anderen könnten Kerzen flackern und Unruhe verbreiten oder gar ausgehen.
- Haben wir an unserem Platz ein Fenster im Rücken, bedeutet das für unsere Zuhörer, uns nur im Gegenlicht sehen zu können – sofern wir tagsüber vortragen und womöglich die Sonne noch direkt hereinscheint. Auch könnten sie durch den Blick nach draußen leicht abgelenkt werden. Umgekehrt ist es gar nicht so unwahrscheinlich (z.B. in einem Klassenraum), als Vorlesender mit dem Blick zum Fenster sprechen zu müssen – mit denselben störenden Auswirkungen dann für uns selbst.
- Beim Stichwort Fenster können wir auch gleich an die Beleuchtung denken. Haben wir genügend Licht durch Pultleuchte, Scheinwerfer, allgemeine Raumbeleuchtung? Steht das im Kontrast zum Wunsch nach gedämpfter Atmosphäre

durch z. B. stimmungsvolles Kerzenlicht? Werden wir oder unsere Zuschauer womöglich geblendet? Liegt unser Gesicht im Schatten?

- Sind wir an verschiedenen Sprechorten immer gut zu sehen? Sind die Gänge dorthin gut ausgeleuchtet?
- Ist eine Projektionswand so positioniert, dass niemand durch den Projektor geblendet wird und wir auch keine Schatten auf die Bilder werfen?
- Haben wir die Bilderfolge präsent und können wir sie genau verfolgen, ohne Gefahr zu laufen, uns permanent nach hinten zum Bild zu drehen und dorthin zu sprechen?
- Benötigen wir eine Lesebrille? Haben wir sie dabei? Haben wir es mit unterschiedlichen Schriftgrößen zu tun, für die wir unterschiedliche Sehhilfen brauchen? Eine reine Lesebrille könnte es uns unmöglich machen, beim Lesen aufzublicken und die Zuschauer klar zu sehen. Dann würde unser Publikumsbezug leiden. Überhaupt kommt es – auch bei einer Gleitsichtbrille – darauf an, dass wir sie so aufsetzen, dass wir bei gut balanciertem, aufrecht gehaltenem Kopf alles und alle scharf sehen können und nicht etwa den Kopf heben müssen, weil die Brille zu weit nach vorn in Richtung Nasenspitze rutscht …
- Welche Raumakustik finden wir vor? Wie wird sie sich mit den Anwesenden verändern? Müssen wir einen starken Nachhall erwarten?
- Benötigen wir wirklich ein Mikrofon? Bei klarer, klangvoller Stimme und präziser Artikulation können wir in erstaunlich vielen Räumen ohne Verstärkung auskommen.
- Wenn wir ein Mikrofon benötigen: Welche Aufnahmecharakteristik hat es?
- Ist es fest installiert oder müssen wir es mit der Hand halten?
- Können wir die Höhe einstellen, sodass wir uns nicht etwa hinunterbeugen müssen?
- Können wir ungehindert unseren Text halten, einsehen und umblättern, ohne dass wir immer an das Mikrofon stoßen?
- Droht durch unsere (vielleicht wechselnde) Position im Raum eine Rückkopplung? Ist das Mikrofon gut ausgesteuert und haben wir die Möglichkeit (technisch und zeitlich) zu einem Soundcheck?
- Bei einer Funkstrecke: Reicht die Batterie des Senders für die Dauer der Lesung? Haben wir den „Mute-Schalter" aktiviert?

Haben wir den Text gut aufbereitet?

Je nachdem, welche Textgrundlage wir wählen, müssen wir unterschiedliche Dinge beachten, damit wir stressfrei vorlesen können. So lesen wir z. B.

- *aus einem Buch:* Können wir das Buchformat (auch vom Gewicht her) gut in den Händen halten und dabei auch unauffällig umblättern? Können wir es womöglich auflegen oder müssen wir es (womöglich beidhändig) halten? Lassen sich die Seiten leicht umblättern und bleiben sie dann auch liegen? Bei kleineren Büchern ist das oft schwierig.
- *aus mehreren Büchern:* Zu den genannten Fragestellungen gesellt sich noch die nach dem Platz für die noch zu lesenden und die gelesenen Bücher. Auf einem

Lesepult könnte es zu eng werden. Haben die Bücher unterschiedliche Schriftgrößen?

- *aus einem Manuskript:* Haben wir es gebunden (und lässt es sich leicht blättern?) oder handelt es sich um lose Blätter, die auch einmal durcheinanderrutschen könnten? Haben wir die Seiten zur Sicherheit durchnummeriert?
- *von einzelnen (kopierten) Zetteln:* Auch hier müssen wir auf die Reihenfolge achten und sollten sie durchnummerieren. Irritieren uns womöglich unterschiedliche Schriftgrößen und -farben sowie Hintergrundfarben? Können wir die unterschiedlichen Farben in der vorhandenen Lichtstimmung gleichermaßen gut lesen?
- *vom Teleprompter:* Sind Durchlauf- oder Anzeigetempo, Schriftart, -farbe und -größe gut auf uns eingestellt? Besteht die Möglichkeit zu einem Probedurchlauf?
- *und sprechen zum Teil auswendig:* Wenn wir halb lesen und halb frei sprechen, fällt es uns schwerer, eine einheitliche Sprechwirkung zu erzielen. Meistens können wir hören, welche Sätze vorgelesen und welche frei gesprochen werden, denn das Sprechdenken gelingt am leichtesten ohne vorliegenden Text. Lesen wir einen vorformulierten Text ab, dann müssen wir zuerst sinnentnehmend lesen und dann zusätzlich sprechdenken – im Zweifelsfall sollten wir also besser ganz beim Vorlesen oder beim freien Sprechen bleiben.

4.2 Und jetzt geht's los!

All diese vorbereitenden Überlegungen könnten uns ja fast vom Vorlesen abschrecken! Natürlich ist das nicht das Ziel dieser Informationen und Ratschläge. Sie sollten uns aber zumindest deutlich machen, dass wir es beim Vorlesen mit einer recht anspruchsvollen Leistung zu tun haben – je nachdem, mit welchem Anspruch wir es tun möchten. So sollten wir all die dargestellten Facetten auch nicht als unabdingbare Voraussetzungen für das Vorlesen verstehen – dann könnten tatsächlich nur noch sehr wenige Menschen mit gutem Gewissen vorlesen. Es reicht völlig, dass wir diese vielen Aspekte bedenken und *bei Bedarf* in unser Handeln einfließen lassen.

***„Wo keine Alternativen zur Verfügung stehen, geht es nur im Glücksfall gut. Aber wenn wir kein Glück haben, werden wir unsicher sein, zweifeln, manchmal sogar Angst empfinden.“** (Feldenkrais 1987, 68)*

In diesem Sinne können wir mit diesen Hinweisen eben unsere Wahlmöglichkeiten erweitern, Sicherheit gewinnen und mehr Wohlbefinden erlangen und verbreiten.

4.2.1 „Hallo erstmal ...“

„Ich weiß nicht, ob Sie's schon wussten ...“ – ein Markenzeichen des Kabarettisten Rüdiger Hoffmann ist dieses „Hallo erstmal ...“ und auch noch der zitierte Satz. Wir tun gut daran, für unsere Vorträge und Lesungen einen Einstieg zu planen, der es uns ermöglicht, einen herzlichen Kontakt zu unseren Zuhörern zu knüpfen, ohne dass wir bereits mit der Vermittlung des Inhalts bzw. der Präsentation des Textes beginnen. Dies können wir durch eine Anmoderation tun, in der wir in aller Ruhe und mit ruhigem Blickkontakt die Anwesenden wirklich begrüßen und willkommen heißen. Mit welchen Worten wir das tun, ist dabei zweitrangig. Wichtig ist vielmehr, dass wir auch (Begrüßungs-)Floskeln wirklich mit Bedeutung füllen und ehrlich meinen. Sicherlich können wir auch direkt mit dem Vorlesen beginnen, müssen dabei aber einkalkulieren, dass die Zuhörer sich erst mit kleiner Verzögerung auf uns und unsere Sprechweise einlassen können. Während dieses Eingewöhnungsprozesses werden also sicherlich nicht alle Anwesenden bereits ihre volle Aufmerksamkeit dem Text widmen können. Falls das zum Verständnis aber unabdingbar ist, sollten wir einen anderen Einstieg wählen.

4.2.2 Sie hören etwas ganz Besonderes!

Einzigartig ist unser Vortrag auf jeden Fall – genauso einzigartig wie wir es als Person sind. Und allein das ist schon Grund genug, davon auszugehen, dass unsere Zuhörer aufmerksam und mit freudiger Erwartung in unsere Veranstaltung kommen und / oder uns einfach gern zuhören. Wenn wir zudem nun mit Überzeugung zu unserer Textauswahl stehen und ein gutes Gefühl bei unserer Gestaltung haben, sollten wir ihnen doch jede Sekunde gönnen! Mit einem solchen Grundgefühl gelingt es uns sicher besser, innerlich gelassen und ruhig all das abzurufen, was wir vorbereitet haben, und vor allem: ein für alle Beteiligten bequemes Tempo zu wählen und Pausen zu genießen.

4.2.3 Bloß nichts anmerken lassen?!

Trotz aller Vorbereitung gehen sicher einmal Dinge schief. Das kann (und darf) auch uns passieren. In erster Linie bemerken wir (und meistens ausschließlich wir) diesen „Fehler“, weil wir wissen, wie wir es uns eigentlich vorgestellt haben. Dieses Wissen haben unsere Zuschauer nicht. Sie dürfen erst einmal davon ausgehen, dass all das, was wir tun, genau so geplant ist. Vielleicht entsteht eine Pause in einem ungewöhnlichen Moment: Panne oder interessante Gestaltung?! *Dies entscheiden wir* in genau dem Moment, in dem wir „hängen“. Akzeptieren wir diesen „Fehler“ und gehen souverän damit um, suchen wir das verrutschte Blatt, die Zeile, stellen das umgekippte Glas wieder hin oder heften das Mikrofon wieder an seinen Platz und bleiben dabei im Kontakt mit den Zuhörenden, so wird dieser Moment die Veranstaltung kaum stören und auch nicht besonders im Gedächtnis der Zuhörenden haften bleiben.

Anders dagegen, wenn wir diesem Ereignis eine gewichtige Bedeutung geben: Wir wirken unsicher oder gar erschreckt, wir unterbrechen uns, wir entschuldigen uns womöglich, versuchen uns zu rechtfertigen, zu verteidigen – kurz: Wir lenken die Aufmerksamkeit auf das, was gerade nicht klappt. Besser ist es, wenn wir die Situation leicht nehmen und damit signalisieren, dass die Zuhörer weiterhin zu ihrem Recht kommen. Und ein souveränes Management einer kniffligen Situation hat bisher noch immer Respekt hervorgerufen.

4.2.4 Eine runde Sache

All unsere Vorbereitungen haben sich als hilfreich erwiesen, wir sind „gut drauf", das Publikum geht mit, und wir nähern uns dem Ende des Vortrages. Und so wie wir mit Achtsamkeit und Ruhe in die Situation hineingegangen sind, so sollten wir auch wieder hinausgehen. Dies bedeutet, dass wir den letzten Text in Ruhe zu Ende sprechen und dabei auch sprecherisch ein deutliches Ende setzen. Dann verweilen wir noch einen kleinen Augenblick, lassen alles ein wenig nachklingen, suchen den Blickkontakt zu den Zuhörenden und signalisieren vielleicht durch ein Lächeln oder eine Geste, dass wir das Ende des Vortrages erreicht haben. Und dann bleiben wir in aller Seelenruhe stehen oder sitzen und erwarten die „Ernte": den Applaus oder eine andere, angemessene Reaktion der Zuhörenden. So könnte der Idealfall aussehen.

Recht häufig erleben wir allerdings, dass wir genau dieses Ende nicht in der Weise ausleben. Mitunter macht es den Eindruck, wir wollten am liebsten schnell fliehen – als hätten wir ohne den Text keine Berechtigung mehr, dort vorn im Fokus zu sein. Ein solches Empfinden schmälert aber leider den Genuss: unseren und den unserer Zuschauer. Gönnen wir ihnen und uns einen würdigen Abschluss einer insgesamt „runden Sache".

5 Das hören Sie auf der CD

Schrift bleibt auch beim bestem Willen eben nur ein „trauriges Surrogat der Rede“, wie wir es in Goethes Zitat zu Beginn bereits zur Kenntnis genommen haben. Und wenn wir in diesem Buch von stimmlichen, artikulatorischen und anderen sprecherischen und gestalterischen Phänomenen gelesen haben, so können wir uns diese womöglich gut vorstellen – mitunter aber vielleicht auch nicht. So können wir uns z. B. leicht missverstehen, wenn wir nicht genau unterscheiden zwischen einer höheren Stimmlage und einem helleren Klang. Oder wie wirkt ein hörbares Atemziehen beim Vorlesen genau und fällt uns das Schnappen tatsächlich auf? Welche Pausenlänge erscheint uns angemessen? Die Hörbeispiele auf der CD sollen den Inhalt des Buches verdeutlichen. Gleichzeitig bieten sie uns die Möglichkeit, die eigene Wahrnehmung durch die gut hörbaren Unterschiede zu schärfen, um im Alltag diese Phänomene wiederzuentdecken. Insofern können wir die CD auch durchaus ohne das Buch nutzen und sie z. B. mit auf die Fahrt nehmen oder einmal nebenbei hineinhören: Auf jeden Fall trainieren wir damit unser Sprechgefühl. Vielleicht eignet sie sich auch sogar für eine Unterrichtssequenz, in der es um eine differenzierte Hörwahrnehmung geht. Mitsprechen ist übrigens auch „erlaubt“.

Das Ziel ist jedenfalls erreicht, wenn wir uns zum Experimentieren mit diesen Facetten unseres Ausdrucks animieren lassen und tatsächlich öfter einmal etwas vorlesen und Spaß an den Texten entwickeln. Die Entscheidung, wie wir letztendlich klingen und gestalten wollen, bleibt aber immer bei uns selbst.

„Ungewollt erzeugen viele Gesangsmeister in ihren Schülern ein Farbabbild ihrer eigenen Stimme. Sie singen vor – die Schüler versuchen dem Vorgesungenen zu entsprechen: und die jungen Stimmen geben die Ahnung ihrer Eigenfarbe auf zugunsten des unverkennbaren Farbstempels, den der Meister ihnen aufdrückt. Ein so ungewöhnlich farbbegnadeter Sänger wie Johannes Messchaert hat aus diesem Grunde in seinem Unterricht niemals vorgesungen.“ (Martienssen-Lohmann 1988, 107)

Insofern sollen uns die Beispiele nicht ermuntern, sie ungeprüft zu übernehmen. Gerade bei den Textbeispielen spielt immer eine Interpretation hinein, die niemals allgemeingültig sein kann. Nehmen wir sie also als Anregung, nicht aber als Norm. Denn eines bleibt doch sicher unbestritten: Wir sind einzigartig!

Im letzten Hörbeispiel spricht die Lehrerin, Theaterpädagogin und Rezitatorin Ulrike Schlottbohm im Interview mit Uwe Schürmann über ihre Auftrittserfahrungen, die sprecherische Gestaltung von Texten, die Bedeutung gesprochener Literatur in der Schule sowie die Verknüpfung von Text und Spiel.

Hörbeispiele

Hörbeispiele	Laufzeit	Seite
Hörbeispiel 1: „Der Panther“ (Rainer Maria Rilke) *Rezitation: Uwe Schürmann*	1:15	26, 45
Hörbeispiel 2: „Weihnachten zuhause“ (Agnes Hüfer) – schneller Wechsel der Sprechhaltungen *Rezitation: Ulrike Schlottbohm*	1:22	26
Hörbeispiel 3: „Römische Elegie III“ (J. W. Goethe; Auszug) – lockerer Umgang mit klassischer Form *Rezitation: Uwe Schürmann*	0:44	33, 53
Hörbeispiel 4: „Der Handschuh“ (Friedrich Schiller; Auszug) – Tempovariationen und Augenzeugenbericht *Rezitation: Uwe Schürmann*	0:34	34, 50
Hörbeispiel 5: „Das Hemd des Glücklichen“ (Volksmärchen; Auszug) – ein Beispiel für den Märchenton *Rezitation: Sabine Sieben, Uwe Schürmann*	0:53	37
Hörbeispiel 6: „Lesung aus dem Brief des Paulus an die Philipper“ – ein Beispiel für den Kirchenton *Rezitation: Uwe Schürmann*	0:53	37
Hörbeispiel 7: In der Art einer nächtlichen Radiosendung *Rezitation: Uwe Schürmann*	0:26	37
Hörbeispiel 8: Eine Urteilsverlesung *Rezitation: Ulrike Schlottbohm*	0:56	38
Hörbeispiel 9: „Was kann ich für Sie tun?“ – ein kabarettistischer Ansagetext *Rezitation: Sabine Sieben*	0:21	38
Hörbeispiel 10: „Hochzeitlied“ (J. W. Goethe; Auszug) – Rollen- und Tonlagenwechsel *Rezitation: Uwe Schürmann*	1:08	43, 52, 92
Hörbeispiel 11: „Der Schaukelstuhl auf der verlassenen Terrasse“ (Christian Morgenstern) – illustrierende Lautmalerei *Rezitation: Uwe Schürmann*	1:11	44, 50
Hörbeispiel 12: „Ein Gleiches“ (J. W. Goethe) – Wirkung von Reimen *Rezitation: Ulrike Schlottbohm*	0:38	46
Hörbeispiel 13: „Ratschläge für einen schlechten Redner“ (Kurt Tucholsky; Auszug) – Gliederung durch Melodieführung *Rezitation: Uwe Schürmann*	2:04	48

Hörbeispiele	Laufzeit	Seite
Hörbeispiel 14: „Auf der Galerie“ (Franz Kafka) – Crescendo und Decrescendo, Abspannen und die Länge von Sinneinheiten *Rezitation: Uwe Schürmann*	2:34	49, 84, 88
Hörbeispiel 15: „Reineke Fuchs“ (J. W. Goethe; Auszug) – rhythmisches Sprechen am Beispiel des Hexameters *Rezitation: Uwe Schürmann*	0:31	53
Hörbeispiel 16: „Das Distichon“ (Friedrich Schiller) – die Wirkung des Hebungspralls *Rezitation: Uwe Schürmann*	0:23	53
Hörbeispiel 17: „Lesung aus dem Brief des Apostels Paulus an die Philipper“ – Hallphänomene *Rezitation: Uwe Schürmann*	2:00	67
Hörbeispiel 18: „Leise Lieder“ (Christian Morgenstern) – unter freiem Himmel *Rezitation: Uwe Schürmann*	1:26	67
Hörbeispiel 19: Mit eingeklemmtem Kehlkopf *Rezitation: Uwe Schürmann*	0:33	77, 96
Hörbeispiel 20: Mit vorgestrecktem Kopf *Rezitation: Uwe Schürmann*	0:28	77, 96
Hörbeispiel 21: Stimmqualität und Aufrichtung *Rezitation: Uwe Schürmann*	0:38	78, 96
Hörbeispiel 22: Laute, druckvolle Stimme *Rezitation: Uwe Schürmann*	0:23	79, 96
Hörbeispiel 23: Gepresste Stimme *Rezitation: Uwe Schürmann*	0:23	79, 96
Hörbeispiel 24: Klare und klangvolle Stimme *Rezitation: Uwe Schürmann*	0:26	79, 96
Hörbeispiel 25: Geklemmter Stimmabsatz *Rezitation: Ulrike Schlottbohm*	0:30	80, 96, 103
Hörbeispiel 26: Verhauchter Stimmabsatz und Knarren *Rezitation: Uwe Schürmann*	0:38	80, 96, 103
Hörbeispiel 27: „Mir ham se als jeheilt entlassen“ (Otto Reutter) – Wirkung von Beugemustern, Rachenweite und behauchter Stimme *Rezitation: Uwe Schürmann*	1:14	81, 96
Hörbeispiel 28: „Olle Kamellen“ (Kurt Tucholsky; Auszug) – laute und gepresste Stimme: Kasernenhofton *Rezitation: Uwe Schürmann*	0:45	81, 90, 96

Hörbeispiele	Laufzeit	Seite
Hörbeispiel 29: Schnappatmung *Rezitation: Uwe Schürmann*	0:30	83
Hörbeispiel 30: Schweres Atmen *Rezitation: Uwe Schürmann*	0:55	85
Hörbeispiel 31: Keuchen *Rezitation: Uwe Schürmann*	0:35	85
Hörbeispiel 32: Schnappen am Ende zu langer Phrasen *Rezitation: Uwe Schürmann*	0:30	85, 88
Hörbeispiel 33: Inspiratorischer Stridor *Rezitation: Uwe Schürmann*	0:36	86, 87
Hörbeispiel 34: Luft scharf einziehen *Rezitation: Uwe Schürmann*	0:45	86
Hörbeispiel 35: Hauchen *Rezitation: Uwe Schürmann*	0:23	86
Hörbeispiel 36: „Der Seufzer" (Christian Morgenstern) – mit behauchter Stimme und sinkenden Melodiebögen *Rezitation: Uwe Schürmann*	0:45	86, 103
Hörbeispiel 37: Prusten *Rezitation: Uwe Schürmann*	0:21	78, 96
Hörbeispiel 38: Schnauben *Rezitation: Uwe Schürmann*	0:24	87
Hörbeispiel 39: „Der Zauberlehrling" (J. W. Goethe) – Hochatmung führt zur Hochstimme *Rezitation: Uwe Schürmann*	0:38	87
Hörbeispiel 40: Reine Nasenatmung *Rezitation: Uwe Schürmann*	0:23	88
Hörbeispiel 41: Dominante Konsonanten *Rezitation: Uwe Schürmann*	0:59	91, 104
Hörbeispiel 42: Flüstern mit und ohne Druck *Rezitation: Sabine Sieben*	0:45	91
Hörbeispiel 43: Crescendo mit und ohne Änderung der Tonhöhe *Rezitation: Uwe Schürmann*	0:28	91
Hörbeispiel 44: Indifferenzlage und ökonomisch günstige mittlere Sprechstimmlage *Rezitation: Uwe Schürmann*	1:10	92

Hörbeispiele	Laufzeit	Seite
Hörbeispiel 45: „Kinder, ihr müsst euch mehr zutrauen“ (Joachim Ringelnatz) – mit erhöhter Sprechstimmlage *Rezitation: Sabine Sieben*	0:17	93
Hörbeispiel 46: Stimmregister *Rezitation: Uwe Schürmann*	0:34	94
Hörbeispiel 47: Registerwechsel *Rezitation: Sabine Sieben*	0:23	94
Hörbeispiel 48: Melodien am Phrasenbeginn *Rezitation: Uwe Schürmann*	0:30	95
Hörbeispiel 49: Melodien im Verlauf *Rezitation: Uwe Schürmann*	0:33	95
Hörbeispiel 50: Melodien am Phrasenende: Kadenzen *Rezitation: Uwe Schürmann*	1:11	96
Hörbeispiel 51: Gähnweite und Rachenenge *Rezitation: Uwe Schürmann*	0:38	97
Hörbeispiel 52: Klang des Mundvorhofs *Rezitation: Uwe Schürmann*	0:38	97, 106
Hörbeispiel 53: Offen oder geschlossen nasal *Rezitation: Uwe Schürmann*	0:42	97
Hörbeispiel 54: Kneipenwörter und andere Eigenheiten *Rezitation: Uwe Schürmann*	1:26	98
Hörbeispiel 55: Stadiongesang und Lautgriff *Rezitation: Uwe Schürmann*	0:28	99
Hörbeispiel 56: Endsilbenvariationen *Rezitation: Uwe Schürmann*	1:09	100
Hörbeispiel 57: Ein „h“ im Wort *Rezitation: Sabine Sieben*	0:19	100
Hörbeispiel 58: „r“-Varianten *Rezitation: Uwe Schürmann*	0:30	100
Hörbeispiel 59: Ein „r“ am Ende *Rezitation: Uwe Schürmann*	0:52	100
Hörbeispiel 60: Ein „r“ im Wort *Rezitation: Uwe Schürmann*	0:29	101
Hörbeispiel 61: „-ig“ am Wortende *Rezitation: Sabine Sieben*	0:35	101

Hörbeispiele	Laufzeit	Seite
Hörbeispiel 62: Behauchte Konsonanten *Rezitation: Uwe Schürmann*	0:33	104
Hörbeispiel 63: Stimmeinsätze *Rezitation: Uwe Schürmann*	0:29	104
Hörbeispiel 64: Vor- und rückverlagerte „t" und „s" *Rezitation: Uwe Schürmann*	0:56	105
Hörbeispiel 65: „Schwa"-Laut *Rezitation: Uwe Schürmann*	0:53	106
Hörbeispiel 66: „Ringparabel" (G. E. Lessing; Auszug) – Wirkung des Zeilensprunges *Rezitation: Uwe Schürmann*	0:36	52, 109
Hörbeispiel 67: Betonungen *Rezitation: Sabine Sieben, Uwe Schürmann*	1:15	112
Hörbeispiel 68: Begrüßungsfloskeln *Rezitation: Uwe Schürmann*	0:28	112
Hörbeispiel 69: „Gleichnis" (Christian Morgenstern) – mit und ohne Klemmen und Abspannen *Rezitation: Uwe Schürmann*	1:23	106, 113
Hörbeispiel 70: „Colloquium in utero" (Kurt Tucholsky) – spielerische Eskapaden *Rezitation: Uwe Schürmann, Ulrike Schlottbohm*	1:15	123
Hörbeispiel 71: „Im wunderschönen Monat Mai" (Heinrich Heine / Robert Schumann; Auszug) – Sprache und Musik *Rezitation: Ulrike Schlottbohm, Klavier: Mechtild Lendermann, Klarinette: Klaus Flaswinkel*	1:53	126
Hörbeispiel 72: „Der Fluch der Kröte" (Gustav Meyrink / Arnold Winternitz; Auszug) – komponierter Text im Melodram *Rezitation: Uwe Schürmann, Klavier: Mechtild Lendermann*	2:25	126
Hörbeispiel 73: Aus der Praxis für die Praxis *Interview von Uwe Schürmann mit Ulrike Schlottbohm*	6:16	137
Gesamtlaufzeit	**65:00**	

Literatur

Becher, J. R. (1966): Gedichte 1926–1935. Aufbau-Verlag, Berlin / Weimar
Bemmann, H. (Hrsg.) (2002): Otto Reutter. Haben Sie 'ne Ahnung von Berlin! Parthas, Berlin
Beutler, E. (Hg.) (1948): Goethe, J. W. – Gedenkausgabe der Werke, Briefe und Gespräche. Artemis, Zürich und Stuttgart
Braak, I. (1980): Poetik in Stichworten. 6. Aufl. Ferdinand Hirt, Kiel
Brecht, B. (1973): Gesammelte Werke in 20 Bänden. Suhrkamp, Frankfurt / M.
Bühler, K. (1982): Sprachtheorie. Die Darstellungsfunktion der Sprache. Gustav Fischer (Uni-Taschenbücher; 1159), Stuttgart/New York

Carroll, L., Enzensberger, C. (1998): Alice hinter den Spiegeln. Insel, Frankfurt/M.
Chamisso, A. v., Schwab, G. (Hrsg.) (1838): Deutscher Musenalmanach für das Jahr 1838. 9. Jg. Weidmann'sche Buchhandlung, Leipzig
Chu, V. (1994): Scham und Leidenschaft. 2. Aufl. Kreuz-Verlag, Stuttgart
Coblenzer, H. (1970): Die Bedeutung des Atemrhythmus für den Sprachlichen Ausdruck des Schauspielers. Dissertation, Wien
–, Muhar, F. (2006): Atem und Stimme, Anleitung zum guten Sprechen. 20. Aufl. öbvhpt, Wien

Diamond, J. (1991): Die heilende Kraft der Emotionen. 5. Aufl. Verlag für Angewandte Kinesiologie, Freiburg / Breisgau
Dönhoff, M. Gräfin (1988): Contra: Ein verfehltes Kolleg. Die Zeit, Nr. 47

Echtermeyer, T., Wiese, B. v. (1982): Deutsche Gedichte. 17. Aufl. Pädagogischer Verlag Schwann-Bagel, Düsseldorf
Enzensberger, H.-M. (1986): Gedichte 1950–1985. Suhrkamp Taschenbuch, Frankfurt
Erhardt, H. (1970): Das große Heinz Erhardt Buch. 19. Aufl. Fackelträger-Verlag Schmidt-Küster, Hannover

Feldenkrais, M. (1987): Die Entdeckung des Selbstverständlichen. Suhrkamp, Frankfurt / M.

Geissner, H. (1986): Sprecherziehung – Didaktik und Methodik der mündlichen Kommunikation. 2. Aufl. Scriptor, Frankfurt / M.
Gernhardt, R. (1997): Lichte Gedichte. Haffmanns, Zürich
Gibran, K. (2005): Der Prophet. 4. Aufl. dtv, München
Goethe, J. W. v. (1869): Sämtliche Werke in drei Bänden. Verlag der J. G. Cotta'schen Buchhandlung, Stuttgart
– (1975): Reineke Fuchs. Insel, Frankfurt / M.
– (1980): Faust. Eine Tragödie. 3. Aufl. dtv, München
– (1982): Gedichte. Kommentiert von Erich Trunz. C. H. Beck'sche Verlagsbuchhandlung, München

Henze, H. W. (1968): Versuch über Schweine. Nach einem Gedicht von Gastón Salvatore. B. Schott's Söhne, Mainz
Heraklit, Fragment 91. In: Die Fragmente der Vorsokratiker. Griechisch und Deutsch von Hermann Diels. Hrsg. v. Walther Kranz. Weidmann, Hildesheim. Bd. 1: Mit Nachtrag von Walther

Kranz. Unveränderte Neuaufl. 2004 (=6. Aufl. 1951). XII, 504 S. Bd. 2: Mit Nachtrag von Walther Kranz. Unveränderte Neuaufl. 2005 (=6. Aufl. 1952).
Hesse, H. (1975): Die Märchen. 1. Aufl. Suhrkamp, Frankfurt/M.
Holman, B. (2000): Interview anlässlich WordFest 2000 in Calgary, Canada. www.paulodacosta.com/bobholma.htm (Stand 5.4.2010)
Hüfer, A. (1988): Heilig Abend zusammen – ein garstiges Allerlei. In Wandrey, U. (Hrsg.): Stille Nacht allerseits! Rowohlt Taschenbuch Verlag, Reinbek b. Hamburg, S. 40

Kafka, F. (1986): Sämtliche Erzählungen. Hrsg. v. Paul Raabe. 643.–662. Tausend. Fischer Taschenbuch Verlag, Frankfurt/M.
Kleist, H. v. (1964): Über die allmähliche Verfertigung der Gedanken beim Reden. In: Anekdoten. Kleine Schriften. Artemis, München/Zürich
Krüss, J. (1989): Der wohltemperierte Leierkasten. 5. Aufl. cbj, München

Lessing, G. E. (1969): Nathan der Weise. Reclam, Stuttgart
Linn, A. (1991): ... noch heute ein Faszinosum ... Philipp Jenninger zum 9. November 1938 und die Folgen. Lit-Verlag, Münster
Lusseyran, J. (1989): Das wiedergefundene Licht. 9. Aufl. Klett-Cotta, Stuttgart

Martienssen-Lohmann, F. (1988): Der wissende Sänger – Gesangslexikon in Skizzen. 4. Aufl. Atlantis Musikbuch Verlag, Zürich
Marzi, H. (Hrsg.) (2008): Märchen vom Glück. Königsfort-Urania, Krummwisch
Morgenstern, C. (1993): Gedichte Verse Sprüche. Lechner, Limassol (Cyprus)

Nietzsche, F. (1988): Also sprach Zarathustra I–IV. In: Colli G., Montinari, M. (Hrsg.): Sämtliche Werke. Kritische Studienausgabe in 15 Einzelbänden (Bd. 4, 2., durchgesehene Aufl.). dtv/Walter de Gruyter (2224), München/Berlin/New York

o. Verf. (1991): Drei Chinesen mit dem Kontrabass. Martin Greil, München

Pabst-Weinschenk, M. (Hrsg.) (2004): Grundlagen der Sprechwissenschaft und Sprecherziehung. Ernst Reinhardt, München/Basel
Panknin, H., Schürmann, U. (2008): Voice Coaching für Stimme und Ausdruck. Ernst Reinhardt, München

Quintilian, M. F. (o. J.): Institutio oratoria, XI, 3, 61

Rilke, R. M. (1987): Gedichte Erster Teil. Insel, Frankfurt/M.
Ringelnatz, J. (2005): Sämtliche Gedichte. Diogenes, Zürich
Roth, E. (o. J.): Ein Mensch gilt auf der Welt als gut. Bertelsmann Club, Rheda-Wiedenbrück

Satir, V. (2005): Mein Weg zu dir. Kontakt finden und Vertrauen gewinnen. 7. Aufl. Kösel, München
Schellenbaum, P. (1992): Die Wunde der Ungeliebten. 3. Aufl. dtv, München
Schiller, F. (1796): VII. Beschluß der Abhandlung über naive und sentimentalische Dichter. In: Schiller, F. (Hrsg.): Die Horen. Erstes Stück. J. G. Cottaische Buchhandlung, Tübingen
– (1984): Balladen, Romanzen und Lieder. dtv, München
Schlink, B. (1997): Der Vorleser. 6. Aufl. Diogenes, Zürich

Schmidt, G. (2004): Liebesaffären zwischen Problem und Lösung. Hypnosystemische Arbeiten in schwierigen Kontexten. Carl-Auer, Heidelberg

– (2006): Systemische und hypnotherapeutische Konzepte für Organisationsberatung, Coaching und Persönlichkeitsentwicklung. Jokers edition Audiobook. Auditorium Netzwerk DVD, Müllheim / Baden

Schumann, R., Heine, H. (o. J.): Dichterliebe op. 48. Edition Peters, Leipzig

Schürmann, U. (2010): Mit Sprechen bewegen – Stimme und Ausstrahlung verbessern mit atemrhythmisch angepasster Phonation. 2. Aufl. Ernst Reinhardt, München / Basel

Schweinsberg, F. (1946): Stimmliche Ausdrucksgestaltung im Dienste der Kirche. Kerle, Heidelberg

Schwitters, K. (1987): Eile ist des Witzes Weile. Philipp Reclam jun., Stuttgart

– (1993): Ursonate. Booklet zur CD. Wergo Schallplatten GmbH, Mainz

Strahl, R. (1981): Von Augenblick zu Augenblick. Eulenspiegelverlag, Berlin

Strauss, R. (1949): Betrachtungen und Erinnerungen. Atlantis-Verlag, Zürich / Freiburg

Stürber, B. (2002): „Mit erhobener Stimme … Zur Kantillation im Gottesdienst". „Diakon Anianus" 34(12)

Teirich, H. R., Trojan, F. (1961): Die Stimme des Arztes in der Ordination. In: Trojan, F. (Hrsg.): Aktuelle Probleme der Phoniatrie und Logopädie (Bd. 2, S. 171–191). Basel

Trunz, E. (Hrsg.) (1982): Goethe. Werke. Hamburger Ausgabe in 14 Bänden (Bd. 12, S. 415, Maximen und Reflexionen 373). München, Beck

Tucholsky, K. (1993): Gesammelte Werke in 10 Bänden. Rowohlt, Reinbek b. Hamburg

– (2003): Gesamtausgabe. Rowohlt, Reinbek b. Hamburg

Ulrich, B., Weiss, A. (Hrsg.) (2006): Auditorium Netzwerk Katalog 2006, Müllheim. www.auditorium-netzwerk.de/media/data/Auditorium_Netzwerk_Katalog_2006.pdf, 02.07.2010

Wachtel, S. (1995): Sprechen und Moderieren in Hörfunk und Fernsehen. 2. überarb. Aufl. Ölschläger, Konstanz

Watzlawick, P., Beavin, J. H., Jackson, D. D. (1996): Menschliche Kommunikation. 9. Aufl. Hans Huber, Bern

Winternitz, A., Meyrink, G. (o. J.): Der Fluch der Kröte. Für Sprecher und Klavier. MB 649. Verlag Max Brockhaus, Rolandswerth

Sachregister